Os Segredos da
MASSAGEM AYURVÉDICA

Atreya

Os Segredos da
MASSAGEM AYURVÉDICA

Tradução
MARCELO BRANDÃO CIPOLLA

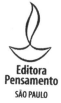

Editora
Pensamento
SÃO PAULO

Título original: *Secrets of Ayurvedic Massage*.

Copyright © 2000 Atreya.

Copyright da edição brasileira © 2003 Editora Pensamento-Cultrix Ltda.

1ª edição 2003.

9ª reimpressão 2019.

Publicado originalmente por Lotus Press. P. O. Box 325 – Twin Lakes, WI 53181, USA.

Todos os direitos reservados. Nenhuma parte deste livro pode ser reproduzida ou usada de qualquer forma ou por qualquer meio, eletrônico ou mecânico, inclusive fotocópias, gravações ou sistema de armazenamento em banco de dados, sem permissão por escrito, exceto nos casos de trechos curtos citados em resenhas críticas ou artigos de revistas.

A Editora Pensamento não se responsabiliza por eventuais mudanças ocorridas nos endereços convencionais ou eletrônicos citados neste livro.

Direitos de tradução para a língua portuguesa
adquiridos com exclusividade pela
EDITORA PENSAMENTO-CULTRIX LTDA.
Rua Dr. Mário Vicente, 368 – 04270-000 – São Paulo, SP – Fone: (11) 2066-9000
E-mail: atendimento@editorapensamento.com.br
http://www.editorapensamento.com.br
que se reserva a propriedade literária desta tradução.
Foi feito o depósito legal.

Sumário

Introdução 7
   A Massagem no Contexto do Ayurveda 8
   Finalidades da Massagem 10
   A Anatomia Sutil na Massagem 12

1. Prakruti: A Natureza Individual 15
   Constituições Físicas 17
   Os Subdoshas 21
   Constituições Mentais 24

2. A Importância do Prana na Massagem Ayurvédica 29
   O que é o Prana? 29
   O Prana e a Mente 34
   Descrição dos Cinco Pranas 35

3. A Função da Meditação no Contexto das Terapias
   Ayurvédicas 37
   Impressões Guardadas 40
   Exercícios 42

4. Métodos de Diagnóstico 45
   Pulso 47
   Língua 50

5. Os Nadis — As Correntes Sutis do Corpo 55
   Descrição dos Quatorze Nadis 57
   Como Tratar os Nadis 61

6. Os Marmas — Os Pontos Prânicos Sutis do Corpo 65
   Tabela de Marmas 70
   Métodos de Tratamento 74

7. As Diversas Espécies de Toque 81
   As Três Espécies de Toque na Massagem Ayurvédica ... 84
   Exercícios Práticos 87

8. O Uso Correto dos Óleos, das Ervas e dos Pós 91
   O Uso de Acordo com a Constituição 95
   As Energias dos Óleos Ayurvédicos 100
   O Uso de Pós de Ervas na Massagem 103
   Alguns Óleos Ayurvédicos Famosos 105
   Prática — Como Fazer um Óleo de Ervas para a Massagem 106

9. Três Técnicas Diferentes de Massagem 107
   Preparação para a Massagem 108
   Harmonização — Sattva 111
   Ativação — Rajas 113
   Liberação — Tamas 115

10. Abhyanga 119
    Visão Geral de um Tratamento 121
    Exercício Prático de Massagem Cotidiana ou Regular 124
    Exercício Prático de Massagem Terapêutica 131

11. Snehana e Outros Métodos 139
    Exercícios Práticos de Snehana 139
    Técnicas de Automassagem 142
    Exercício Prático de Tratamento dos Cinco Vayus 143
    A Prática da Massagem Sem Método 148

Apêndice 1: Os Marmas 151
Apêndice 2: Bibliografia 153
Apêndice 3: Glossário 157
Apêndice 4: Glossário de Plantas Medicinais 163

Introdução

"As coisas inconcebíveis não devem ser avaliadas segundo as regras da lógica; e este mundo é uma dessas coisas, pois a mente não é capaz de conceber o modo pelo qual ele foi criado."
— Pancadasi, VI, 150

O toque das mãos é uma forma de comunicação. Ou seja, todas as formas de toque das mãos comunicam uma mensagem. Este livro propõe-se a explicar como se deve fazer para transmitir, por meio da massagem, uma poderosa mensagem terapêutica. Isso é possível porque o sistema ayurvédico de saúde proporciona a mais abrangente de todas as estruturas terapêuticas de massagem que existem no mundo.

A essência da compreensão do sistema ayurvédico está na compreensão do *prana*. No corpo, não há nada mais sutil que o *prana*. Até um processo mental sutil, como o pensamento, pode ser compreendido e utilizado e pode tornar-se objeto de raciocínio. Com o *prana* não é assim, pois ele é intangível e inconcebível. Dá poder e força à mente e ao corpo e é intimamente ligado à alma. No Ayurveda, manifesta-se sob a forma dos três humores.

Sem uma boa compreensão do prana e das cinco funções que desempenha no corpo, a massagem ayurvédica não pode ser compreendida enquanto ciência terapêutica. Como ocorre com muitos outros métodos que provêm da tradição védica indiana, a apresentação que se faz da massagem ayurvédica no Ocidente geralmente não comporta os aspectos sutis que fazem dela uma verdadeira terapia de cura. São esses segredos, coligados ao uso de óleos e plantas medicinais, que diferenciam a massagem ayurvédica dos outros métodos de trabalho corporal. O fato de a anatomia sutil não ser mencionada na apresentação do sistema é uma verdadeira calamidade. O objetivo deste livro é o de apresentar claramente os segredos que estão por trás da metodologia ayurvédica de massagem e expô-la como ela é, como uma verdadeira técnica de cura.

O livro tem também a intenção de dar ao leigo uma idéia do que é a massagem ayurvédica, para que as exigências dos consumidores façam aumentar a qualidade do produto. Atualmente, há muita gente que se propõe a trabalhar com "massagem ayurvédica" sem ter um conhecimento adequado desse sistema terapêutico. Este livro dirige-se também a essas pessoas, para ajudá-las a utilizar o sistema da melhor maneira possível em seu trabalho terapêutico.

No livro, vou apresentar técnicas terapêuticas e oferecer informações que poderão ser postas à prova na prática. Entretanto, o objetivo principal é o de apresentar claramente a anatomia sutil e as técnicas medicinais que fazem do Ayurveda um sistema tão perfeito para a compreensão do complexo corpo-mente-alma. O uso correto das aplicações externas de óleos e plantas medicinais também será explicado de maneira que os ocidentais possam compreendê-lo. Toda a ênfase está nos segredos do trabalho com a energia sutil do corpo — o *prana* ou *vayu*. Com efeito, o objetivo principal da massagem ayurvédica é o de harmonizar o *Vata Dosha*, ou seja, o humor que controla o movimento e é a causa primeira das doenças.

A Massagem no Contexto do Ayurveda

Primeiro, temos de compreender qual é o lugar que a terapia de massagem ocupa no sistema ayurvédico. Para compreendê-lo claramente, temos de conhecer algo acerca do sistema como um todo. Não cabe a nós, neste livro, fazer uma apresentação global do Ayurveda enquanto sistema de saúde. Falei sobre esse assunto na obra *Practical Ayurveda*.[1] Se você quiser um livro introdutório sobre o sistema ayurvédico como um todo, dê uma olhada na bibliografia.

As terapias ayurvédicas podem ser classificadas em dois ramos: terapias de fortalecimento e terapias de redução, ou *Brimhana* e *Langhana*. As terapias de fortalecimento são relativamente simples e têm como objetivo aumentar a força do paciente. As de redução são mais complexas. Geralmente são aplicadas antes das terapias de fortalecimento, para limpar e preparar o sistema orgânico para a regeneração e o rejuvenescimento. A massagem ayurvédica pode ser usada de ambas as maneiras — quer para fortalecer a pessoa, quer para limpar e reduzir os excessos.

Muita gente acha que a massagem ayurvédica só se aplica nas terapias de estilo de vida ou no sistema terapêutico *Pancha Karma*. Embora não se limite a esses dois contextos, a massagem é extremamente importante nos

---

1. Atreya, *Practical Ayurveda: Secrets of Physical, Sexual & Spiritual Health*. York Beach, ME: Samuel Weiser, 1998.

tratamentos de estilo de vida e na preparação para o Pancha Karma. As terapias de estilo de vida englobam as coisas que se fazem todos os dias. São essas coisas que, com o tempo, determinam a saúde, assim como é a repetição contínua de uma ação que lhe dá poder. No contexto dos hábitos cotidianos, a massagem é usada para conter *Vata*, o humor do vento, do ar ou do movimento.

O Pancha Karma (trad.: cinco ações) é uma combinação de cinco terapias de redução diferentes, concebida para eliminar os excessos dos três humores. Para que essas terapias funcionem, os excessos dos humores têm de se acumular nos seus lugares próprios no tubo digestivo. Isso se realiza de duas maneiras principais: a oleação (o uso dos óleos) e a terapia de suor. A aplicação de óleo no exterior do corpo prepara-o para receber as cinco terapias redutivas do Pancha Karma. Nessa terapia, o importante é o óleo, não a técnica de massagem. O sistema é complexo e só pode ser aplicado por um bom médico ayurvédico. O Dr. Sunil Joshi, em seu livro sobre o Pancha Karma, dá uma explicação clara e cabal do sistema.[2] O resultado do Pancha Karma é a pacificação dos três humores, principalmente do Vata. A conseqüência disso é a saúde.

Depois de qualquer terapia de redução, é preciso aplicar uma terapia de fortalecimento para recompor ou conservar a força do paciente. Os ocidentais costumam considerar o Pancha Karma como um método rápido de desintoxicação, que permite que eles retomem o seu péssimo estilo de vida depois de uma ou duas semanas de tratamento. Essa idéia é tão contrária à verdade que chega a ser perigosa. A terapia de redução prepara o corpo para a assimilação de remédios que vêm sob a forma de alimentos, plantas medicinais ou hábitos de vida. Se você ingerir substâncias tóxicas ou alimentar pensamentos e emoções igualmente tóxicas, elas penetrarão diretamente nas camadas mais profundas do corpo — onde têm origem as doenças mais graves. O Pancha Karma é um método excelente quando é feito corretamente e administrado no tempo correto, ou seja, num período que vai de três a seis semanas. Porém, quando uma clínica ou uma pessoa afirma ser capaz de operar uma cura em quatro ou sete dias pelo Pancha Karma, isso não passa de propaganda — uma propaganda que, a longo prazo, pode ter efeitos gravíssimos sobre a sua saúde.

Por todos esses motivos, prefiro usar terapias de redução que funcionam mais lentamente — como plantas medicinais que têm os efeitos de desintoxicar e reduzir — e não confrontam com o estilo ocidental de viver (um estilo tipicamente tenso e corrido, que não dá tempo para que o processo de cura se opere). Nessa estratégia, a massagem desempenha um

---

2. Joshi, Dr. Sunil V. *Ayurveda and Panchakarma*. Twin Lakes, WI: Lotus Press, 1996.

papel importante, como desempenha também na preparação para o Pancha Karma. Neste livro, vou explicar diversos métodos de massagem, situando-os em seu contexto correto dentro do sistema ayurvédico aplicado ao ocidental médio.

Finalidades da Massagem

Podem parecer evidentes, mas não são. Para que se faz uma massagem? Para relaxar? Para aliviar as tensões? Para fortalecer o corpo? Para liberar toxinas? Para fortalecer os músculos e o tecido adiposo? Para conservar os três humores? Para equilibrar um dos humores? A massagem está inserida no contexto maior de uma terapia de redução? Faz parte de um programa de fortalecimento? Você quer, com ela, abrir e soltar o tecido conjuntivo profundo? Quer fazer sair as emoções e os sentimentos reprimidos?

Qualquer que seja o objetivo da massagem, antes de mais nada é preciso determinar a constituição, *Prakruti*, da pessoa que se vai massagear, bem como o seu estado atual, *Vakruti*. O objetivo da massagem deve então ser definido segundo uma comparação entre Prakruti e Vakruti, ou seja, entre a constituição original e a constituição atual. É a partir dessas informações que a terapia ayurvédica é determinada. Quem não compreende o objetivo da terapia — o estado atual do paciente e sua natureza única e singular — não está praticando o Ayurveda.

A massagem ayurvédica tem quatro finalidades principais:

- eliminar os excessos
- purificar
- fortalecer ou rejuvenescer
- conservar a força

As duas primeiras são terapias de redução e as duas últimas, de fortalecimento. A eliminação das toxinas e excessos que se acumulam no corpo é útil para o controle do peso, para o combate à obesidade, para as disfunções do sistema digestivo, para o controle dos humores *Pitta* e *Kapha* e para todos os tipos de excessos. É usada principalmente para o controle e o tratamento de Kapha, e secundariamente para o controle e o tratamento de Pitta. Compreenda que, como Vata constitui o princípio de movimento do corpo, está sempre envolvido com a eliminação de qualquer coisa, na medida em que controla as eliminações em geral.

A eliminação serve para tirar os excessos dos sete níveis de tecido do corpo para que esses excessos possam ser expulsos por meio dos métodos de purificação. As oleoterapias são usadas para penetrar nos tecidos e liberar as toxinas, bem como para conduzir os humores de volta ao seu lugar de origem, nos intestinos. Uma dessas terapias é o uso interno dos óleos, ou seja, beber óleo. Esses métodos são acompanhados pela terapia de suor. Em outras palavras, as massagens profundas feitas com óleo, que têm a função de purificar o sistema orgânico, devem ser aplicadas em conjunto com o uso da sauna seca ou úmida para funcionar como devem. Esse método constitui, no fundo, uma preparação para a terapia do Pancha Karma. Entretanto, em certos casos, pode ser usado com muita eficácia sem que se faça o Pancha Karma.

A purificação está ligada principalmente aos métodos de purgação dos excessos dos três humores por meio do Pancha Karma. É diferente da eliminação na medida em que consiste essencialmente no uso de métodos agressivos de limpeza do sistema digestivo, embora existam outras técnicas. Esses métodos operam principalmente sobre Vata e secundariamente sobre Pitta e Kapha. A purificação também pode ser considerada a mais forte das terapias, e nem todos têm condições de recebê-la. A massagem desempenha um papel nessa forma terapêutica, mas é usada sobretudo antes e depois da purificação propriamente dita, nos estágios de preparação e recuperação.

As terapias de fortalecimento ou rejuvenescimento incluem-se, como o próprio nome diz, na classe das terapias de fortalecimento; e, como já dissemos, são aplicadas depois das terapias de redução para fortalecer o paciente. As terapias de redução só fazem isso mesmo: reduzem. Não reduzem somente os excessos acumulados no corpo, mas reduzem também a força e a vitalidade. Por isso, as terapias de rejuvenescimento são necessárias para reconstituir essa vitalidade perdida. Trata-se de uma etapa importante do sistema do Pancha Karma. Muitas vezes, quando o paciente não tem força suficiente para agüentar os métodos de redução por si sós, as terapias de fortalecimento são aplicadas concomitantemente às de redução. Antes de começar qualquer terapia, é importantíssimo que o terapeuta saiba determinar qual é a capacidade do paciente. As terapias de rejuvenescimento também são aplicadas às pessoas mais idosas para aumentar seu vigor e sua resistência às doenças. Essas terapias operam sobre os três humores. A massagem leve, com óleo medicinal, colabora muito para o fortalecimento.

As terapias de manutenção ou conservação incluem-se na categoria de tratamentos do estilo de vida, ou seja, das coisas que fazemos todo dia ou toda semana para conservar a saúde. No Ayurveda, essa conservação é definida como a conservação do equilíbrio dos três humores. Este método é usado principalmente para o controle de Vata, que é a principal causa das doenças corpóreas. As massagens leves de óleo com plantas medicinais, usadas de acordo com a constituição da pessoa, são empregadas regularmente nesse sistema. O óleo é a melhor substância para controlar Vata, pois tem a natureza diametralmente oposta à desse humor. O que geralmente acontece é que Vata se perturba, sai do seu lugar de origem e por sua vez perturba ou desequilibra os outros dois humores. Portanto, a conservação de Vata é o melhor método de prevenção de doenças.

Em vista dessas informações, é importante perceber que, para que a massagem possa ser considerada um verdadeiro método de cura, diversos fatores precisam ser muito bem compreendidos. A massagem pode ser usada para relaxar um amigo ou um familiar, para aliviar tensões, etc. No entanto, não se deve confundir esse tipo de massagem com a terapia de massagem ayurvédica propriamente dita, que, em suas aplicações medicinais, é muito mais avançada que as massagens ocidentais. A massagem ocidental é excelente quanto à técnica, mas sua eficácia médica é bem menor que a da massagem ayurvédica. Isso acontece, antes de mais nada, porque a massagem sempre fez parte do sistema medicinal ayurvédico; não foi praticada "por fora" ou ignorada, como aconteceu no Ocidente.

A pele é um importante órgão de assimilação, e não se deve pôr sobre a pele uma coisa que não se poria na boca. O Ayurveda faz uso desse conhecimento a partir do ponto de vista terapêutico para aumentar a eficácia de outras terapias. A beleza do sistema ayurvédico está em que ele não se limita ao corpo físico, mas abarca todas as inter-relações da natureza.

A Anatomia Sutil na Massagem

Não há dúvida de que um dos aspectos mais interessantes da massagem ayurvédica é a anatomia sutil. O Ayurveda, o *Jyotish* e a *Yoga* (refiro-me aqui à tradição iogue em sua integridade, da qual os *asanas*, posturas da Hatha-yoga, são só uma ínfima parte) são ciências inter-relacionadas — cada uma delas tem algo a acrescentar às outras. O Jyotish, a Ciência da Luz, contribui com a compreensão do que é o tempo e de quais são os tempos corretos para a realização das diversas atividades. O Ayurveda, a Ciência da Vida, dá o conhecimento de como viver sem doenças e em harmonia com a natureza. A Yoga, a Ciência da União, proporciona a metodologia necessária para a união com a alma cósmica e dá uma compreensão completa do universo sutil.

Um amigo e cliente meu, que mora na Suíça, pratica os ásanas da Yoga há muitos anos. Alguns anos atrás, patrocinou um *workshop* sobre o Ayurveda, do qual eu era o professor. Entusiasmou-se muito com o Ayurveda e passou a aplicar rigidamente em seu estilo de vida as regras adequadas à sua constituição. Toda vez que me vê, pergunta-me se estou praticando yoga — ou seja, se eu faço os ásanas todos os dias, o que não acontece. Já tentei várias vezes — e não consegui — explicar-lhe que os ásanas não são a Yoga. É como se alguém tomasse alguns remédios feitos com plantas medicinais ayurvédicas e dissesse que está praticando o Ayurveda. A Yoga é uma ciência imensa que não é possível "praticar". É uma maneira de conter-se dentro de si mesmo e reconhecer a qualidade divina inerente a todas as criaturas. Esse reconhecimento nos leva a esforçarmo-nos para "unir-nos" a essa qualidade divina. Aqueles que compreendem a Yoga afirmam com convicção que não sabem coisa alguma. Aqueles que praticam os ásanas afirmam, com a mesma convicção, que compreendem profundamente a Yoga.

É da tradição yogue que o Ayurveda tirou suas noções de anatomia sutil; ou melhor, as duas tradições desenvolveram-se concomitantemente. O Ayurveda desenvolveu a ciência dos *marmas*, pontos vitais do corpo, muito mais do que a Yoga; esta, por sua vez, desenvolveu numa medida muito maior a compreensão dos *nadis*, canais de prana ou força vital. Na massagem ayurvédica, nós usamos os nadis, os marmas e os *chakras*.

Quem usa a anatomia sutil do Ayurveda aumenta muito a sua eficiência como terapeuta. A base desse conhecimento é o prana. Por um lado, o Prana Cósmico se divide nos *tridosha*, os três humores — Vata, Pitta e Kapha. Esses três humores controlam os cinco estados da matéria que criam as formas manifestas. Por outro, o Prana também se divide em cinco para constituir os cinco Vayus, "ventos" ou sopros vitais do corpo humano. Essas cinco forças controlam e animam o corpo. Nada funciona sem elas. O Prana identifica-se com a vida, com a alma.

Voltamos assim a essa força invisível que nos garante a saúde ou a doença. A saúde é um resultado do conhecimento e do uso correto do prana nos alimentos, nas plantas medicinais, na água e na própria vida. A doença é conseqüência da ignorância ou do uso errôneo do prana. A verdadeira função deste livro é a de eliminar essa ignorância, que é a causa primordial da infelicidade e das doenças no mundo.

1 Prakruti: A Natureza Individual

> *"Prakruti (a substância primordial) é aquilo em que Brahman se reflete, ou seja, pura consciência e felicidade, e é composta de sattva, rajas e tamas."*
>
> — Pancadasi, I-15

A atitude fundamental do Ayurveda é individualista. O Ayurveda não trata de estatísticas, médias ou grupos generalizados de pessoas: trata de *indivíduos*! Na massagem ayurvédica, a Prakruti (natureza ou constituição) da pessoa que recebe a massagem é importantíssima. Compreender a prakruti do paciente é muito mais importante do que ser um especialista nas técnicas ayurvédicas. Por isso, os sistemas de massagem que se afirmam "ayurvédicos" mas não ensinam métodos simples para a determinação da constituição não são ayurvédicos de maneira alguma.

O objetivo da compreensão dos diversos tipos constitucionais na massagem é de primeira importância. A assimilação e o uso dessa única informação bastará para mudar completamente o seu jeito de fazer massagem.

Sabemos que massagem não se ensina em livro, mas podemos transmitir a essência primordial, fundamental. A compreensão da prakruti é o passo fundamental para o uso da massagem ayurvédica como terapia de cura.

Segundo os videntes ou profetas que desenvolveram o sistema ayurvédico, existem três forças fundamentais que regem o universo manifesto. Essas três forças são outras tantas formas de *Prana*. Leia o livro *Practical Ayurveda* se quiser conhecer a fundo esta e outras funções do prana no Ayurveda.[1] Os nomes dessas forças, no sânscrito, são metafóricos, e por isso a tradução também deve ser considerada metafórica — os nomes designam forças invisíveis cujos efeitos são observáveis. As três forças são

---
1. Atreya, *Practical Ayurveda: Secrets of Physical, Sexual & Spiritual Health*. York Beach, ME: Samuel Weiser, 1998.

chamadas Vata (vento), Pitta (bílis) e Kapha (fleuma). Numa tradução mais livre, podemos chamá-las de ar, fogo e água.

Em vez de gastar páginas e mais páginas para descrever as três forças (no sânscrito, *doshas*; as três juntas são chamadas *tridosha*), vou falar rapidamente sobre elas e pedir que você leia o livro *Prakruti: Your Ayurvedic Constitution*, do Dr. Robert Svoboda.[2] No Ocidente, o livro do Dr. Svoboda é a explicação clássica dos três doshas. Os gregos da antigüidade receberam da Índia a teoria do tridosha e desenvolveram a sua própria teoria dos quatro humores. Segundo eles, os quatro humores determinavam as qualidades físicas e mentais da pessoa. Portanto, o conceito dos doshas já faz parte da cultura ocidental há pelo menos dois mil anos. Não precisamos considerar a teoria dos três doshas como algo estranho à nossa civilização.

Os três humores existem em todas as pessoas. É a mistura dos três que determina a individualidade. Os tipos tradicionais são em número de sete. Entretanto, hoje em dia muita gente computa dez tipos para dar mais precisão ao processo de tratamento. Além dos dez tipos, existem ainda outros três tipos qualitativos que colaboram para a determinação da natureza das pessoas. Essas três qualidades são chamadas *gunas* no sânscrito.

Segundo o pensamento védico (do qual nasceram a Yoga e o Ayurveda), são os três gunas, ou qualidades, que determinam a psicologia da pessoa. Como sabemos, a psicologia afeta muitíssimo as funções corpóreas. Portanto, podemos multiplicar os dez tipos constitucionais pelas três qualidades mentais possíveis, obtendo trinta tipos constitucionais principais. Esses trinta tipos contêm uma infinitude de possibilidades. Os três gunas são Sattva, Rajas e Tamas, ou harmonia, ação e inatividade.

Sabe-se que todos os tipos de trabalho corporal servem para libertar emoções reprimidas, latentes e inconscientes que escondem-se nos tecidos do corpo. Pela compreensão dos três gunas, o massagista pode conhecer melhor a qualidade e o tipo das emoções acumuladas. Em geral, o Ayurveda não cuida especificamente de libertar essas emoções reprimidas, mas qualquer massagista sabe que isso acontece de qualquer maneira e é, muitas vezes, o principal fator de recuperação da saúde. Vou tentar explicar como isso pode ser compreendido a partir do ponto de vista ayurvédico, e o que se pode fazer para ajudar o cliente a compreender ele mesmo o seu estado mental.

---

2. Dr. Robert Svoboda, *Prakruti: Your Ayurvedic Constitution*. Albuquerque, NM: Geocom, 1989.

Constituições Físicas

Eis as dez misturas possíveis dos três humores: Vata; Pitta; Kapha; Vata/Pitta; Vata/Kapha; Pitta/Vata; Pitta/Kapha; Kapha/Vata; Kapha/Pitta; Vata/Pitta/Kapha.

Para a arte da massagem, há grande vantagem em usar-se dez combinações de humores em vez de sete. Os tipos puros constituem de 30 a 40 por cento dos meus clientes. Ou seja, a maioria dos clientes — de 60 a 70 por cento — é de tipo misto. A compreensão da diferença entre o tipo VP e o tipo PV, por exemplo, pode mudar completamente a atitude que eu adoto com a pessoa e a estratégia terapêutica que emprego no tratamento. Acrescentando as qualidades mentais, posso afinar ainda mais meu jeito de agir. O objetivo de tudo isso é o de encontrar uma estratégia terapêutica que: 1) tenha de fato uma ação terapêutica, ou seja, cure a pessoa; 2) seja feita sob medida para a pessoa; e 3) não considere a pessoa como um simples corpo, mas leve em conta o fato de que ela é corpo, mente e alma.

A maioria dos livros sobre o Ayurveda traz um pequeno teste que você pode usar para determinar sua constituição. Não é esse o caso deste livro, pois esses testes são, sem dúvida alguma, limitados quando se trata de julgar a natureza global e não só as características físicas da pessoa. Fiz, em vez disso, um capítulo sobre a arte do diagnóstico para ajudar você a determinar com mais precisão a sua própria constituição e a de outras pessoas. Trata-se de algo que todo terapeuta tem a obrigação de aprender e colabora muito mais do que um simples questionário para que você realmente compreenda o seu cliente. O teste pode ser usado por aqueles que estão começando a aprender as terapias ayurvédicas. Entretanto, deve ser dispensado o mais rápido possível, pois acaba por limitar a compreensão que se tem da teoria dos três doshas.

Apresento a seguir uma breve descrição dos dez tipos constitucionais. Observe que cada um deles está relacionado com um ou dois dos cinco pranas (vayu ou vata) que governam o corpo. Essas informações vão ficar mais claras à medida que você for lendo o livro e são extremamente importantes para o processo de tratamento.

Vata — O puro tipo vata é regido por apana vayu e tem constituição magra, podendo ser alto ou baixo. É muito sensível e geralmente reage bem ao trabalho com os tecidos profundos. É o apana vayu que perturba-se facilmente em todos os tipos vata e causa os problemas arrolados abaixo. O tipo vata é ativo, irregular, rápido, nervoso, tenso, tem dores migratórias, dores nos tendões e dores musculares agudas; em geral, num nível superficial, tem o corpo deformado ou assimétrico. Todos os tipos vata são frios e sua circulação costuma ser ruim. Podem ser bastante avoados em sua atitude em relação à vida e às energias. As mulheres têm menstruação irregular ou difícil e podem ter dificuldades pré-menstruais, com dores agudas. As emoções muitas vezes mudam drasticamente. O tipo vata tende a sofrer acidentes.

Vata/Pitta — É pessoa regida por apana e samana vayu e tende a ter mais dores migratórias intensas — num nível médio dos músculos — do que o tipo puramente vata. Em certos casos, o trabalho com os tecidos profundos pode ser benéfico se a pessoa estiver bem preparada, concordar com o tratamento ou até mesmo pedir para ser tratada dessa maneira. A pessoa pode ter um corpo mais tendente a vata do que a pitta. Entretanto, não tome isso como uma lei rígida, pois notei que 30 por cento dos meus clientes apresentam o tipo corpóreo oposto. Em geral, o tipo sofre de uma tensão nervosa que pode expressar-se de maneira intensa; não obstante, é muito sensível e precisa de uma massagem suave. Tende a assumir mais responsabilidades do que o tipo vata e pode sofrer de um nível mais alto de tensão. As mulheres têm menos irregularidades do que o tipo vata puro; não obstante, as irregularidades existem, associadas a dores agudas e mais intensas na época pré-menstrual. Também este tipo tende a sofrer acidentes.

Vata/Kapha — É pessoa regida por apana e vyana vayu e tende a sofrer de dores migratórias nos tecidos profundos. Muito embora vata predomine, a estatura pode ser pesada (kapha). O caráter vata se reflete no jeito de falar e na agilidade mental. Entretanto, é pessoa muito sensível ao toque; é preciso chegar mais lentamente no nível profundo dos tecidos do que caso se tratasse de um tipo kapha ou de outras misturas de kapha. Mediante uma preparação correta, o trabalho com os tecidos profundos é aceitável e benéfico. A pessoa pode ter a tendência de interiorizar e conter o maior grau de tensão nervosa de todos os tipos vata; e, como em todos os tipos em que predomina o caráter vata, o nervosismo é exacerbado. As mulheres também tendem a sofrer de irregularidades na menstruação, mas com menos dor ou uma dor mais vaga e mais funda do que nos outros tipos. Também este tipo é desajeitado ou tende a sofrer acidentes.

Pitta — O puro tipo pitta é regido por samana vayu e tem altura e estatura médias. Será mais receptivo ao toque das mãos se tiver a crença de que o massagista é competente e experiente. Tem dores intensas localizadas num nível determinado dos músculos, geralmente no nível médio; tende a sofrer de inflamações nos músculos e tecidos. O trabalho nos tecidos profundos pode desencadear emoções intensas e deixar a pessoa com raiva.

Caso você sinta que esse tipo de trabalho é necessário, comunique de antemão o fato à pessoa. O tipo pitta é veemente e ativo, inteligente, de mente clara e vontade forte, dominador, poderoso e decidido. Tem a natureza quente e tem boa circulação, boa coloração da pele e mãos e pés quentes. As mulheres costumam ter sangramento copioso e dores locais intensas durante a menstruação, tudo isso associado à irritabilidade e a emoções intensas.

Pitta/Vata — É pessoa regida por samana e apana vayu e é mais quente que o tipo vata/pitta. Tende a sofrer de dores migratórias intensas e agudas. Embora a dor tenda a localizar-se numa determinada região, começa a migrar mais em épocas de tensão. A pessoa tende a ter músculos quentes e inflamados, com uma tensão nervosa subjacente. Muitas vezes trabalha demais e vive tensa, o que resulta em espasmos musculares agudos e intensos. As mulheres tendem a ter ciclos irregulares e mutáveis com dores ocasionais e sangramento copioso.

Pitta/Kapha — É pessoa regida por samana e vyana vayu e é o mais frio dos tipos pitta. Tem circulação profunda mas, no geral, ainda forte. É forte no corpo e na mente e costuma ter músculos poderosos. O trabalho nos tecidos profundos geralmente é indicado em algum momento do tratamento. Entretanto, os tipos predominantemente pitta sempre devem ser preparados física e mentalmente antes de um trabalho profundo e penetrante. As dores musculares tendem a ser mais profundas neste do que em outros tipos pitta; serão de natureza intensa, constantes, profundas e localizadas. As mulheres podem ter menstruações muito regulares e prolongadas, com sangramento copioso e dores durante a época menstrual.

Kapha — O puro tipo kapha é regido por vyana vayu e é o maior e mais forte dos tipos constitucionais. Tende à obesidade e à lentidão dos movimentos e pensamentos. É pessoa muito estável que vai levar o tratamento até o fim se compreender que ele é necessário e sentir-se ligado ao terapeuta. É difícil de motivar; as mudanças devem ser feitas aos poucos, mas com a máxima firmeza. Gosta do trabalho nos tecidos profundos e geralmente pede que esse trabalho seja feito logo na primeira sessão. Adora sentir que os músculos estão sendo remexidos e os acúmulos, dissolvidos. As técnicas e os movimentos baseados no uso dos pés e dos cotovelos são mais apropriados para tipos kapha, e nunca ou quase nunca devem ser usados nos tipos vata. A dor tende a ser profunda, localizada e mais ou menos "surda". Este tipo é o que mais gosta de desafogos emocionais sentimentais e profundos, os quais, porém, só acontecem quando o relacionamento com o terapeuta é muito bom. Tem a circulação mais lenta e as veias muito fundas nos tecidos. As mulheres têm ciclos muito regulares e pouca ou nenhuma dor. Quando a dor existe, é uma dor de fundo. Podem ter depressão antes e durante a menstruação.

Kapha/Vata — São pessoas regidas por vyana e apana vayu e são as que retêm as tensões nervosas no nível mais profundo. Precisam do trabalho com os tecidos profundos, mas precisam ser preparadas emocionalmente, pois são sensíveis e geralmente têm muitas coisas acumuladas nesses tecidos. Precisam aprender a desapegar-se dessas coisas e deixá-las ir embora durante a massagem, caso contrário não obterão nenhum benefício. O medo é, em geral, um dos problemas presentes nos tecidos profundos. As pessoas deste tipo podem ter dores "surdas" migratórias num nível médio ou superficial. Geralmente têm bastante energia, são ativas e interessadas pela vida. A tensão desempenha papel de destaque no estado de seu corpo. A circulação pode ser a pior de todos os tipos (associando a irregularidade à lentidão profunda). As mulheres têm ciclos regulares com uma dor surda irregular, que só se manifesta em alguns meses. Também a depressão nervosa pode acontecer às vezes.

Kapha/Pitta — São pessoas regidas por vyana e samana vayu e são os mais ativos e agressivos dos tipos kapha. Tendem a ter uma circulação profunda e boa e corpo grande, mas não com excesso de peso. Podem ter dores intensas num nível profundo; a dor tende a ser localizada. Entretanto, no geral só aparece quando as tensões do trabalho são muito grandes ou em situações de sujeição emocional. Em geral, estas pessoas não sofrem de dor, a menos que sofram de tensões no trabalho ou em casa. As mulheres tendem a ter menstruação regular e sem problemas, talvez com bastante sangramento e uma dor surda durante a menstruação propriamente dita.

Vata/Pitta/Kapha — São pessoas regidas pelo prana vayu. Diz-se que são maiores que os tipos pitta e menores que os tipos kapha. São fortes e têm boa saúde; não sofrem de dores ou problemas prolongados. Nunca encontrei uma pessoa que tivesse esta constituição, e portanto não posso falar nada a respeito. Diz-se que é o mais raro dos dez tipos.

Observe-se que o prana vayu é aquele que controla todos os outros vayus, e está sempre envolvido no processo da saúde. Do mesmo modo, o apana vayu está sempre envolvido no processo das doenças, pois é de certa maneira o oposto do prana vayu.

Os Subdoshas

Os três doshas subdividem-se cada qual em cinco aspectos, cada um dos quais controla uma função ou um sistema do corpo. O massagista deve saber dessas coisas, pois os diversos sintomas podem dar indícios de quais são os doshas desequilibrados. Esta lista não é exaustiva; serve apenas para orientar o massagista.

Vata — Genericamente, vata controla todos os movimentos do corpo e da mente; é o princípio do movimento na natureza e no corpo. Portanto, está diretamente ligado ao sistema nervoso, que controla todos os movimentos. Relaciona-se também com o sistema circulatório, a respiração, os movimentos musculares, a função motora, os cinco sentidos, a evacuação, a lactação, a menstruação, a função sexual e o suor. Está diretamente relacionado com os ossos e a estrutura óssea (esqueleto). Quando em excesso, vata cria secura no corpo; quando em falta, provoca preguiça e lentidão. Junto com pitta, controla a função hormonal. Os outros dois humores (doshas) são inertes sem vata. As cinco subdivisões controlam os vários aspectos desse todo que aqui foi descrito de maneira geral.

Prana vayu — controla a inalação, os outros quatro vayus, os cinco sentidos, o pensamento, a saúde e o crescimento correto.

Sinais de desequilíbrio: desequilíbrio mental, ansiedade e preocupação, insônia, secura, fraqueza generalizada, doenças em geral.

Apana vayu — controla a eliminação, a função sexual, a menstruação, os movimentos descendentes no corpo e as doenças.

Sinais de desequilíbrio: constipação, problemas menstruais, secura, problemas urinários, em geral todas as doenças.

Samana vayu — controla o movimento do sistema digestivo, o plexo solar e equilibra os vayus prana e apana.

Sinais de desequilíbrio: má digestão, indigestão, diarréia, dificuldade de absorção de nutrientes, secura.

Udana vayu — controla a exalação, a fala, os movimentos ascendentes no corpo e o crescimento das crianças.

Sinais de desequilíbrio: problemas de fala, problemas na garganta, fraqueza de vontade, fadiga em geral, falta de entusiasmo.

Vyana vayu — espalha-se pelo corpo inteiro sob a forma do sistema nervoso, mas também controla a atividade cardíaca e a circulação sangüínea.

Sinais de desequilíbrio: artrite, nervosismo, má circulação, lentidão dos reflexos motores, problemas das articulações, problemas dos ossos, distúrbios nervosos.

Pitta — Genericamente, pitta é responsável por todos os processos metabólicos do corpo. É o princípio da transformação, quer no nível mental, quer no físico. Por isso, ajuda-nos a digerir — ou transformar — os pensamentos, os sentimentos e os alimentos. Controla o calor do corpo e todos os distúrbios relacionados ao calor. Junto com vata, controla a função hormonal. Está ligado aos órgãos ígneos e ao sangue. Quando perturbado, geralmente percorre o corpo pelo sangue. Todas as inflamações devem-se a um excesso de pitta. A falta de pitta, por outro lado, faz com que o metabolismo todo se torne mais lento, e geralmente está ligada ao excesso de kapha. O excesso de pitta causa todas as espécies de queimação e distúrbios ligados ao calor, que em geral queimam o kapha. As cinco subdivisões controlam os vários aspectos desse todo que aqui foi descrito de maneira geral.

Alochaka pitta — controla a capacidade de ver e a digestão das coisas que enxergamos.

Sinais de desequilíbrio: problemas oculares e dificuldade de digerir as coisas que vemos.

Sadaka pitta — controla a atividade cardíaca e a digestão dos pensamentos e emoções.

Sinais de desequilíbrio: insuficiência cardíaca, emoções e sentimentos reprimidos, raiva excessiva ou sentimentos não-digeridos.

Pachaka pitta — controla a digestão estomacal.

Sinais de desequilíbrio: úlceras, azia, vontade excessiva de comer, indigestão.

Ranjaka pitta — controla a digestão operada pelo fígado e pela vesícula biliar.

Sinais de desequilíbrio: ira, irritabilidade, hostilidade, excesso de bílis, distúrbios do fígado, problemas de pele, envenenamento do sangue, anemia.

Bhrajaka pitta — controla o metabolismo da pele.

Sinais de desequilíbrio: todos os problemas de pele, acne, inflamação da pele.

Kapha — Genericamente, kapha é responsável pela estabilidade do corpo e da mente, é o princípio de coesão do corpo e da mente. No corpo, existe principalmente sob a forma de plasma, sangue e tecido muscular e adiposo. Lubrifica e dá base ao corpo. A flexibilidade e o crescimento são controlados por kapha. A umidade e a retenção de fluidos são determinadas por esse dosha. Kapha em excesso restringe a atividade de vata e subjuga pitta, criando congestão em todos os níveis do corpo. A falta de kapha é semelhante ao excesso de vata: secura e pensamentos e ações que não têm nada a ver com a realidade. As cinco subdivisões controlam os vários aspectos desse todo que aqui foi descrito de maneira geral.

Tarpaka kapha — controla os fluidos na cabeça, os sínus e os fluidos cerebrais.

Sinais de desequilíbrio: problemas nos sínus, dor de cabeça, perda do olfato.

Bodhaka kapha — controla o paladar e os desejos do paladar, a digestão e a saliva.

Sinais de desequilíbrio: comer em excesso e ter excessivo desejo de comer doces, perda do paladar, congestão na garganta e na região da boca.

Avalambaka kapha — controla a lubrificação e os fluidos que envolvem o coração, os pulmões e a parte superior das costas.

Sinais de desequilíbrio: congestão nos pulmões ou no coração, rigidez nas costas e na parte de cima da coluna, letargia.

Kledaka kapha — controla a lubrificação do processo digestivo, equilibra a bílis de pitta e lubrifica os órgãos internos.

Sinais de desequilíbrio: estômago inchado, digestão lenta ou congestão, excesso de muco.

Slesaka kapha — controla a lubrificação das articulações do corpo e auxilia todos os movimentos.

Sinais de desequilíbrio: articulações soltas, inchadas ou rígidas, dores nos movimentos.

Constituições Mentais

Quando vamos tratar das qualidades mentais de uma pessoa, é importante distinguir entre a sua constituição e o guna que predomina na mente. No geral, a constituição mental segue a física. Em alguns casos, uma pessoa que tem a constituição pitta/vata é mais vata do que pitta do ponto de vista mental, e então podemos dizer que ela é vata/pitta. Isso porque a mente, ou a atividade mental global, é mais forte do que o corpo. Examine a sua própria vida para constatar esse fato por si mesmo. Quantas vezes você se esqueceu de comer porque estava interessado em alguma outra coisa? Embora seu corpo estivesse com fome, você estava ocupado e o corpo teve de esperar.

Dessa maneira, os dez tipos constitucionais podem ser usados também para determinar qual é o humor que predomina na mente (no caso das constituições mistas). Pondo em primeiro lugar o humor predominante na mente — por ser mais forte que o do corpo —, o terapeuta pode saber imediatamente que estratégia adotar com seu cliente.

A essa altura, depois de determinada a constituição, o terapeuta pode avaliar qual é o guna ou qualidade predominante na mente. Trata-se de um fator adicional, mas assim mesmo muito importante. Indicamos abaixo os diferentes tipos. Não oferecemos uma explicação exaustiva, mas um princípio de discernimento. Os gunas são o fator mais importante a levar-se em consideração para se saber o que um cliente é capaz ou não é capaz de fazer na terapia.

Os gunas mostram as predisposições básicas da mente e as coisas que ela valoriza. Indicam o quanto a mente é aberta a novas idéias e tratamentos. São os responsáveis pelos bons ou maus hábitos de saúde. O excesso de tamas, ou inatividade, torna a mente obtusa e o corpo letárgico. Tamas é o estado natural durante o sono, mas deve restringir-se a esse momento; não deve ser cultivado durante a vigília. O guna predominante pode auxiliar ou, por outro lado, anular o tratamento prescrito pelo terapeuta. Por isso, a perfeita compreensão dos gunas é utilíssima para qualquer médico ou terapeuta, seja qual for o seu método ou a sua técnica.

Eis uma lista abreviada das palavras-chave relacionadas aos gunas:

Sattva — é a qualidade de paz, felicidade, harmonia, pureza e inteligência; é claro e luminoso; tem intuição, conhecimento e saúde.

Rajas — é ativo, agressivo, dominador, penetrante, móvel, inquieto, vermelho, raivoso, agudo; busca o poder, o trabalho e a ação.

Tamas — é obtuso, lento, morto, letárgico, estúpido, violento, pervertido, escuro, oculto; o veneno, a doença; a inércia, o sono.

A vida é composta das três qualidades e cada uma delas é necessária no lugar que lhe cabe, como tamas no sono. O problema surge quando tamas ou rajas predominam na mente durante o estado de vigília, ou seja, quando você está acordado. Segundo a Yoga, a inteligência pura é de natureza sátvica; tamas é o oposto disso, é a obtusidade. Rajas é um intermediário entre sattva e tamas. A Yoga usa rajas para estimular e transformar tamas. Ele é, assim, um passo em direção a sattva. Hoje em dia, a maioria das pessoas é um misto de rajas e tamas. Isso se deve em parte à nossa dieta alimentar e em parte à nossa cultura, que é essencialmente tamásica. As coisas que ingerimos — física e mentalmente — transformam-se no nosso ser. As coisas que somos capazes de digerir — tanto mental quanto fisicamente — determinam os elementos que passam a fazer parte do nosso corpo/mente/alma.

Mentalidade Sátvica — A mente sátvica é harmoniosa. Sattva representa um estado de flexibilidade mental. A pessoa sátvica é flexível e reage aos acontecimentos na hora em que eles acontecem. Além disso, suas reações emocionais são proporcionais às situações. Ou seja, se você pisar no meu pé, não vou lhe dar um soco na cara; vou dizer: "Ui, você pisou no meu pé." A pessoa sátvica é aberta às coisas novas e não tem apego às suas opiniões; é pacífica e não gosta de entrar em conflitos; sente-se igualmente à vontade sozinha e junto às outras pessoas; gosta da natureza e tem a mente em paz. Por isso, dorme bem e não se deixa abalar nem pelo passado nem pelo futuro. Tem bastante motivação, mas não em excesso. Tem muita confiança nas outras pessoas, mas sua intuição é afiada e sua inteligência, brilhante. A mente sátvica pode ser desenvolvida pela prática espiritual, pela meditação, pela oração e pela prática de boas obras em favor do próximo. É necessário um estilo de vida que promova o guna sattva, associado a uma dieta alimentar que elimine as substâncias rajásicas e tamásicas.

Mentalidade Rajásica — Rajas representa um estado ativo da mente. A pessoa rajásica tende a ter o pensamento rígido e aferra-se tenazmente às suas opiniões. Tende a reagir às situações com emoções que não se encaixam no contexto. Mentalmente, é brilhante e agressiva. É ativa e enérgica, mas muitas vezes não sabe quando parar ou ir mais devagar. Precisa de uma forte motivação para viver. No geral, vive ocupada com alguma coisa; considera o descanso como uma perda de tempo, ou associa-o à depressão. Entra muitas vezes em conflito com outras pessoas. Gosta de usar as coisas e pensa muito. A pessoa rajásica é capaz de fazer qualquer coisa para se curar, desde que tenha certeza de que isso vai beneficiá-la e não vai reduzir-se a uma simples perda de tempo e energia. Tem a capacidade de motivar os outros, mas nem sempre sabe como usar essa capacidade. O sono costuma ser perturbado, pois a pessoa tem dificuldade de pôr freio ao processo de pensamento.

Mentalidade Tamásica — Tamas representa um estado de estagnação mental. A pessoa tamásica é obtusa, tem pouca inteligência. Não tem motivação e não é capaz de fazer nada se não for pressionada ou forçada a isso (às vezes força a si mesma). Dorme demais, come demais e tende a exceder-se em tudo. Muitas vezes sofre de depressão emocional. Pode sugar as pessoas à sua volta e tornar-se uma companhia indesejável. As pessoas tamásicas são os ladrões, os assassinos e aqueles que exploram os outros. Ligam-se ao vício em todas as suas formas, inclusive as drogas. Todos os produtos farmacêuticos são tamásicos e por isso deixam a mente tamásica. A pessoa tamásica come porcarias e alimentos industrializados. A carne e o álcool são tamásicos e enchem a mente de violência e obtusidade. As pessoas dessa natureza são letárgicas e não têm a capacidade de apreciar as belezas da vida. Costumam ser obcecadas por dinheiro e pela satisfação sexual. Não têm opiniões: seguem as massas e a opinião popular. São péssimos clientes; geralmente alguém tem de levá-los ao terapeuta, pois raramente a pessoa tamásica tomará a iniciativa de ir. Por isso, o tratamento de qualquer pessoa tamásica é dificílimo, a menos que rajas esteja lá em quantidade suficiente para provocar a mudança.

Quando você for aplicar essas informações, use o bom senso. Se alguém tem a natureza tamásica, isso não significa que o indivíduo seja um traficante de drogas assassino: pode ser que seja apenas uma pessoa autodestrutiva, que sofre de depressão crônica. Do mesmo modo, nem todas as pessoas rajásicas são políticos sedentos de poder (embora todos os políticos sedentos de poder sejam rajásicos!).

Em geral, as pessoas apresentam os três gunas em diferentes proporções. Em nossa cultura, as pessoas sátvicas quase não existem. Enquanto profissional de saúde, você terá de lidar com pessoas em que o rajas mistura-se em proporções diversas aos outros dois gunas, ou seja, sattva e tamas. As pessoas verdadeiramente tamásicas jamais chegarão até você; podem, entretanto, roubá-lo quando você estiver a caminho de casa!

Na minha prática de terapeuta ayurvédico, as pessoas que não se beneficiaram de meus cuidados foram aquelas que foram forçadas por outras pessoas a me consultar. Em geral, não aceito trabalhar com ninguém que não atenda a uma das duas condições seguintes: 1) vir de livre e espontânea vontade (ou seja, quer melhorar); e 2) pagar-me (ou seja, valorizar o tratamento). Essas duas condições indicam que existe rajas em quantidade suficiente para que a terapia tenha êxito. Quando pelo menos uma das duas condições não é atendida, isso é sinal de uma predominância de tamas e, portanto, sinal de que a terapia será difícil. A medicina alopática (ocidental moderna) é a mais parecida com as pessoas de natureza tamásica, que não se dispõem a tomar sobre si a responsabilidade pela própria saúde.

Estas minhas observações não têm nenhum sentido pejorativo — são uma simples constatação de como as pessoas vivem. A terapia de massagem e as outras formas de cura natural não são para todos. A compreensão dos três gunas e de como eles funcionam dá ao terapeuta os instrumentos de que necessita para ajudar as pessoas de acordo com a capacidade delas. Em alguns casos, é melhor aconselhar as pessoas a procurar um médico ocidental do que procurar submetê-las a terapias naturais que elas jamais serão capazes de levar até o fim.

A Importância do Prana na Massagem Ayurvédica

> *"O prana surgiu de uma combinação do fator rajas dos cinco elementos sutis. Então, em virtude das diferenças de função, ele mesmo dividiu-se em cinco."*
>
> — *Pancadasi, I-22*

O segredo do Ayurveda, e portanto da massagem ayurvédica, é o prana. Com efeito, a medicina ayurvédica nada mais é do que uma ciência do prana. Quando um terapeuta compreende o poder do prana, suas funções, suas correntes, suas junções e manifestações, detém em suas mãos os segredos não só da massagem, mas de todas as modalidades de cura natural. Em última análise, é sobre o prana que o terapeuta opera quando faz uma massagem ou um outro tratamento qualquer.

Não é fácil encontrar e transmitir esse conhecimento. Mesmo que as informações sejam encontradas, é mais difícil ainda compreendê-las. Já venho ensinando os segredos do prana há muitos anos e, até agora, nenhum dos meus alunos realmente compreendeu que a divindade *é* o Prana. Se você se tornar amigo do prana, ele fará tudo por você. Se você o venerar, ele o ajudará. Se você o adorar, ele o levará até a outra margem da existência.

O que é o Prana?

Às vezes precisamos tentar fazer o impossível para expandir os horizontes da humanidade. É com esse espírito que passo agora a tentar explicar o que é o *prana*. Isso é difícil porque o prana identifica-se com a vida. Sem ele, nada vive, nada respira, nada se mexe. Pode-se dizer que o viver é prana e que a vida é prana.

Sob um certo aspecto, a vida pode ser compreendida num sentido físico ou mundano; num outro nível, ela é completamente incognoscível e misteriosa. É desse outro nível que quero falar agora, muito embora seja no nível físico que as técnicas de massagem se apliquem. Quero falar desse outro nível por dois motivos: primeiro, é assim que se faz na tradição que eu sigo; segundo, é preciso fazer isso para que a massagem possa ser usada como uma verdadeira terapia de cura.

Meu primeiro professor de massagem, Swami Ananda, compreendia o mistério do prana. Até hoje, mais de doze anos depois, não encontrei outra pessoa que tivesse um toque como o dele. Sempre que falava do prana, lágrimas corriam de seus olhos e ele tinha de parar de falar, com a voz embargada pela emoção. Com o tempo, também eu passei a amar essa coisa profunda que os antigos chamavam de prana. A palavra sânscrita *prana* significa "energia primordial": pra = antes, ana = sopro ou a energia da respiração, vida. Compreender o mistério do prana é compreender o mistério da vida.

No *Practical Ayurveda*, expliquei detalhadamente o conceito de prana e até comparei-o ao conceito chinês de Chi. Em essência, as pessoas que dizem que o chi é diferente do prana não compreenderam o mistério nem de um nem do outro. A mente adora dividir e categorizar. A primeira forma de compreensão é a intelectual, que é a mais superficial e a que mais separa e divide. Quando essa compreensão é alimentada pela experiência prática, a divisão é menor, mas as diferenças ainda existem. A certa altura, não é mais a experiência que conta: o praticante simplesmente se une ou se "funde" com o seu trabalho. Nesse nível de compreensão, não há diferença alguma entre o chi e o prana. As afirmações que implicam uma divisão refletem tão-somente o grau de desenvolvimento de quem as faz, não a realidade da energia em sua forma sutil.

O prana é ao mesmo tempo energia não-manifesta e energia manifesta: *Purusha* e *Prakruti*, as duas grandes forças cósmicas que são a causa da manifestação na antiga doutrina da criação. No estado não-manifesto, é a energia da consciência (purusha-shakti). Na forma manifesta, é a energia da criação (prakruti-shakti). Esses dois aspectos acompanham o prana em todas as suas expressões posteriores. Um é o lado consciente e o outro é o lado ativo ou material. No corpo, percebemos os dois como o movimento do pensamento na consciência e como a atividade inteligente instintiva do metabolismo. Portanto, o prana é a própria raiz da criação e nada pode existir sem ele.

Um sábio estava sentado em meditação e entrou num estado de superconsciência (*samadhi*). Perdeu o contato com o corpo e seu espírito fundiu-se com a consciência não-manifesta. Seu corpo estava sentado de coluna reta, numa postura de yoga. Com o tempo, começou a deteriorar-se e decompor-se lentamente. Insetos e animais comeram partes do corpo e os fatores climáticos destruíram a carne com o passar dos anos. Certo dia, o sábio teve um leve movimento de autoconsciência e readquiriu com isso a consciência do corpo. Entretanto, seu corpo já não passava de um saco de pele cheio de ossos decompostos. Quando sua consciência voltou, o mesmo aconteceu com a força vital, o prana. Na hora em que ele despertou por inteiro, seu corpo era igual a como era quando ele o havia deixado: jovem e saudável.

Essa antiga história evidencia a profunda relação do prana com a alma. Enquanto a alma não abandona o corpo, este não pode morrer. Assim, o iogue foi capaz de permanecer em repouso na consciência cósmica sem que seu corpo "morresse". A relação entre a alma e o corpo é estabelecida pelo prana. É por isso que ele é chamado de "força vital": porque quando a alma parte, o prana também parte. O que aconteceu na história.que contei acima não foi uma coisa boa, pois os anos e anos de esforço do sábio deram em nada. A história mostra que a sua reidentificação com o ser cósmico não era pura e, por isso, ele foi novamente atraído pela idéia da separação física. Muitas vezes, o prana é chamado de "alma".

Segundo a tradição, existem duas maneiras de encontrar a origem do manifesto e do não-manifesto. Uma delas consiste em seguir as correntes de pensamento até sua origem; outra consiste em seguir o prana até sua origem. O trabalho com o prana pode ser uma forma de *Yoga* — de União com Deus. A mente também pode nos levar à Yoga. O segredo de ambos esses métodos está em saber que existe um substrato que é anterior ao manifesto e ao não-manifesto.

A esta altura é preciso dar uma definição da "mente" segundo o sentido védico. A mente não é uma substância concreta; é feita de diversos componentes sutis, à soma dos quais chamamos de "mente". O primeiro nível é o da razão, da capacidade de raciocínio. O segundo é o da mente subconsciente, que contém as emoções e impressões. O terceiro é o da inteligência básica que constitui a base das outras duas e leva em si as memórias. O último é um campo de pura consciência no qual todos os outros existem. Segundo a Yoga e o Ayurveda, é este último que é a mente sátvica. Neste livro, as quatro camadas compõem a "mente".

No contexto da busca da origem da mente ou do prana, essa busca pode se fazer de duas maneiras: força ou amizade; vontade ou adoração; domínio ou comunhão; poder ou agrado. O caminho do iogue ou do artista marcial é o do poder ou do domínio. O do médico é o de tornar-se amigo, de adorar, de entrar em comunhão com a força que é a fonte da própria vida.

O mesmo vale para a mente. Você pode tentar dominar a mente ou tornar-se amigo dela. Tanto no que diz respeito ao prana quanto no que diz respeito à mente, o caminho do domínio é o menos garantido. Pode dar certo, mas pode não dar. Se a sua vontade for forte, você talvez consiga, com o tempo, controlar o movimento da mente ou o movimento do prana. De qualquer maneira, trata-se de um trabalho para a vida inteira; vinte anos é o período normal que leva para que uma pessoa pratique e adquira o domínio sobre a arte que escolheu.

Tenho certeza de que você, na qualidade de terapeuta, está lendo este livro para encontrar segredos que possam ser rapidamente acrescentados à sua prática. É por isso que lhe proponho o caminho alternativo ao clássico método yogue de domínio — pelo menos segundo os padrões do Ocidente. O método alternativo é o da *Bhakti-yoga* ou devoção. Se essa Força o escolher como amigo, você obterá os mesmos resultados — ou, na minha opinião, resultados melhores — do que com o método da força de vontade. O sucesso é garantido se você for sincero (depois que você de fato conseguir "fazer contato" com o prana isso não será difícil, pois ele é muito bonito). E não é só: ao comungar com o prana, você está na verdade comungando com a própria vida. Isso é extremamente importante para um médico. Enquanto profissional de saúde, sua atitude perante a vida é um fator importantíssimo. Se for favorável à vida, seu trabalho terá êxito e seus clientes serão curados. Se for contra ela, refletir-se-á na perda de clientes, na ausência de resultados e em períodos de depressão para você.

Por isso, um dos principais "segredos" do prana é o cultivo de uma forte comunhão com essa energia. Quando você é amigo de alguém, ajuda o seu amigo. Essa é a definição de amizade. O prana será seu amigo se você deixar que ele o seja, adotando a atitude correta. Essa "atitude correta" é tradicionalmente chamada de devoção. Como essa palavra tem conotações negativas na nossa sociedade individualista, que valoriza acima de tudo o egoísmo, usei a palavra comunhão. Em essência, trata-se da mesma coisa. Pode dizer também que o prana inspira um sentimento de reverência e maravilhamento. Cultive esse sentimento de admiração e mistério; associado à honra e ao respeito, ele se transforma em devoção para o ocidental. Trata-se, pelo menos, de um bom começo. A devoção desenvolve-se naturalmente no coração da pessoa sincera.

Garanto que, se você seguir este conselho, seu trabalho há de melhorar muitíssimo. À semelhança da verdadeira amizade, sua relação com o prana há de aprofundar-se com o tempo. Esse aprofundamento há de refletir-se na qualidade do seu trabalho e no bem-estar dos seus pacientes.

> *"Aquele que assim adora o prana e o apana não volta a nascer neste mundo e liberta-se de toda escravidão."*[1]

---

1. *Yoga Vasistha, "The Supreme Yoga"*, Vols. I e II. Trad. de Swami Venkatesananda. Shivanandanagar, Uttar Pradesh, Índia: Divine Life Society, 1991. Vol. I, p. 367.

No nível físico do corpo, o prana é concebido como a vitalidade ou força vital que anima o organismo. Isso se faz principalmente pelo seu movimento através dos nadis ou meridianos. O movimento do prana nos nadis é facilitado pela manifestação material dos chakras. Esses "chakras" não são e não têm absolutamente nada que ver com os chakras sutis relacionados às mudanças de consciência.

Perdoe-me por repetir aqui algumas informações sobre os chakras que já foram apresentadas em outro livro[2], mas elas são importantes. Há um mal-entendido fundamental acerca da doutrina dos chakras da tradição yogue. Esse mal-entendido começou na virada do século XIX para o século XX e é de responsabilidade da Sociedade Teosófica. As informações que os teosofistas dão acerca dos chakras e de outros aspectos da anatomia sutil são absolutamente contrárias à antiga tradição da Yoga. Isso gerou uma confusão enorme, que aumentou ainda mais com a ação dos diversos grupos da "nova era" no Ocidente. Todo aquele que se dispuser a ler os textos originais verá uma clara discrepância entre eles e as teorias ocidentais atuais. A principal confusão é a que se faz entre os chakras enquanto veículos de mudança física e os chakras enquanto meios de mudança de consciência. Nós, massagistas, interessamo-nos pelas aplicações físicas e energéticas dos chakras. Cabe à Kundalini Yoga desenvolver os chakras enquanto veículos de elevação da consciência.

Segundo os antigos textos da Yoga, o ser humano não nasce com os chakras sutis que operam diretamente sobre a consciência — precisa desenvolvê-los e criá-los em si por meio da prática espiritual. Os chakras "físicos" (na verdade, etéricos) não têm absolutamente nada a ver com a "consciência" da pessoa. São simplesmente "estações de bombeamento" da energia prânica pelos nadis. Por isso, quando os médicos alternativos falam de "abrir os chakras" e tudo o mais, estão se referindo (mesmo sem o saber) aos chakras físicos. São esses também os centros sutis que os clarividentes enxergam. Essas informações estão documentadas de forma explícita nos textos yogues da Índia e já são conhecidas há muitos milhares de anos. Foi só há pouco tempo que se começou, no Ocidente, a fomentar a confusão sobre os chakras.

Não queria fazer deste ponto um cavalo de batalha, mas insisto para que comparemos maçãs a maçãs, e não a laranjas. No Ayurveda e na Yoga, o chakra só é usado em sua aplicação de "consciência" no contexto da Kundalini Yoga e da Laya-yoga (a Yoga da Fusão). A Kriya-yoga também

---

2. Atreya, *Prana: The Secret of Yogic Healing*. York Beach, ME: Samuel Weiser, 1996, Capítulo 10.

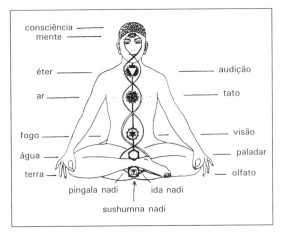

Figura 1

pode ser entendida dessa maneira. Compreenda que esses métodos acarretam a mudança de todo o estilo de vida da pessoa e demoram muitos e muitos anos para dar resultado. A esse respeito, um livro excelente a se consultar é o *Tantric Yoga*.[3] O Ayurveda e todos os outros ramos de Yoga consideram o chakra como uma espécie de marma, um ponto sensível de energia prânica, que colabora com a circulação e a distribuição do prana pelos nadis (ver Fig. 1).

O Prana e a Mente

O prana e a mente são tão ligados e inter-relacionados que é impossível separá-los. Falar sobre o prana é, em última análise, a mesma coisa que falar sobre a inteligência pura, ou mente sátvica. São dois lados da mesma moeda. Sem o prana não há movimento da consciência; sem a inteligência, esse movimento não tem direção. Os dois sempre operam juntos. Portanto, os métodos acima mencionados são complementares. Mesmo que você ache que só está trabalhando com o prana, a mente também será afetada, e vice-versa.

O grande profeta védico Vasistha descreve essa relação:

"Pelo controle da força vital, a mente também é contida; assim como a sombra desaparece quando a substância é eliminada, assim também a mente desaparece quando a força vital é contida."[4]

A analogia da sombra e do corpo que a projeta é usada reiteradamente na literatura védica para mostrar que o prana é a sombra da Origem, do Si Mesmo, do Princípio Informal do qual procedem Purusha e Prakruti. A mente é conduzida à Origem pelo Prana, como indica o antigo texto sagrado *Prasna Upanishad*:

---

3. Frawley, Dr. David, *Tantric Yoga and the Wisdom Goddesses*. Salt Lake City, UT: Passage Press, 1994.
4. *Yoga Vasistha*, "The Supreme Yoga", Vol. I, p. 229.

"Do Si Mesmo nasce este Prana. Assim como a sombra acompanha o homem, assim este Prana está fixo no Si Mesmo. Ele vem a este corpo em virtude das atividades da mente." [5]

Essa compreensão é necessária para um trabalho eficaz com o corpo humano. Você não está trabalhando com uma massa de ligamentos, tecidos, órgãos e plasma. Está trabalhando com a Divindade numa forma senciente. Lembre-se sempre disso, mesmo que o seu cliente não se lembre.

Descrição dos Cinco Pranas

No corpo, o prana divide-se em cinco para sustentar todos os movimentos e funções corpóreas. É essa divisão quíntupla que está relacionada a vata, o humor do movimento no Ayurveda. Vata é definido como um prana que se move para fora. Quando o prana é contido dentro do corpo nas práticas espirituais ou na meditação, é saudável e assume uma forma potente, latente. Quando começa a expandir-se para fora por meio dos sentidos e da mente, transforma-se em vata.

Cada um dos três humores tem um estado de maior refinamento, um estado sutil de grande potência. O estado sutil de pitta é *Tejas* e o estado sutil de kapha é *Ojas*. Também essas coisas são explicadas com a máxima precisão no livro *Tantric Yoga* do Dr. Frawley. O corpo pode ser curado pelo desenvolvimento das formas sutis dos três humores. Trata-se de um processo alquímico da Yoga, algo com que não se deve brincar. Normalmente, quando em excesso, os humores causam doenças. No entanto, para a produção de Prana, Tejas e Ojas, os humores precisam estar todos em excesso na mesma proporção — coisa dificílima de realizar sem uma disciplina e uma orientação claras.

Os cinco pranas são costumeiramente chamados de cinco vayus. É assim que vamos chamá-los para não criar confusão, pois o principal dentre eles também chama prana, embora seja diferente do prana cósmico do qual os cinco são derivados. Releia, no Capítulo 1, a descrição dos cinco subdoshas de vata para compreender melhor a abrangência das funções desempenhadas pelos cinco vayus no corpo e na mente.

Prana vayu é o "ar que se move para a frente ou para dentro", na medida em que se interioriza e recebe todas as impressões que chegam ao corpo. Localiza-se na cabeça e no coração; controla o pensamento, a inalação, as emoções, a atividade dos sentidos e a memória e recebe o prana cósmico

---

5. *Eight Upanishads*. Trad. de Swami Gambhirananda. Calcutá, Índia: Advaita Ashrama, 1992. Vol. II, p. 439.

do sol — o prana quente ou solar. Proporciona a energia básica que nos dá vida e movimento. A força do prana é o determinante básico da saúde.

Apana vayu é o "ar que desce", pois seu movimento é para baixo e para fora. Localiza-se no intestino grosso e controla todos os processos de eliminação, entre os quais a urina, o suor, a menstruação e a defecação. Recebe o prana cósmico da terra e da lua — o prana frio ou lunar. Rege também a eliminação de emoções negativas e favorece a estabilidade mental. É a base do sistema imunológico e, perturbado, é o determinante da maioria das doenças.

Udana vayu é o "ar que sobe", pois movimenta-se pela coluna acima para nos ligar de novo à Divindade. Localiza-se na garganta; controla a fala, liga-nos às forças solar e lunar (céu e terra, masculino e feminino) e é responsável pelo progresso espiritual. Controla os poderes e fenômenos paranormais e a expressão criativa. O desenvolvimento da kundalini está diretamente ligado ao udana prana ou udana vayu. Governa ainda o crescimento do corpo.

Samana vayu é o "ar que compensa ou equilibra" e seu movimento vai da periferia para o centro. Localiza-se no umbigo, controla o sistema digestivo e harmoniza prana e apana. Rege também a digestão do ar, das emoções e dos sentimentos. Sua natureza é solar e quente. As coisas digeridas por samana transformam-se em vyana vayu.

Vyana vayu é o "ar impregnante ou exteriorizante", pois seu movimento vai do centro para a periferia. Localiza-se no coração mas distribui-se pelo corpo inteiro. Unifica os outros pranas e todos os tecidos do corpo e controla a atividade dos nervos e músculos. É ele que mantém o corpo unido. É responsável por todas as circulações: dos alimentos, do sangue e das emoções. Dá força e estabilidade ao corpo.

Além desses, existem cinco vayus ou pranas menores: Naga, Kurma, Krkara, Devadatta e Dhanamjaya. Controlam especificamente as seguintes atividades: o soluço, o abrir e fechar das pálpebras, a digestão, o bocejar e a conservação do cadáver após a morte.

Essa descrição dos cinco vayus (cinco pranas) não é definitiva. Eles se inter-relacionam e seus movimentos e inter-relações são muito complexos. Encare isso como um começo. Use-o para começar a compreender — pela experiência — o movimento do prana no seu próprio corpo. O primeiro passo para tanto é ter consciência da respiração. Quando há consciência da respiração, a consciência do prana vem logo em seguida. Não se contente com ouvir falar disso — vá em frente e perceba as diferenças no seu próprio corpo durante a meditação. Você precisa conhecer o seu próprio prana antes de poder conhecer o prana de outra pessoa.

3 A Função da Meditação no Contexto das Terapias Ayurvédicas

"Quando a mente aos poucos deixa de lado as noções d'aquele que medita e do ato de meditar e se deixa absorver tão-somente pelo objeto de meditação (o Si Mesmo), e estabiliza-se como a chama de uma vela num recanto sem vento — a isso se dá o nome de estado de superconsciência (samadhi)."

— *Pancadasi, I-55*

Não se pode subestimar a função da meditação no contexto das artes curativas. Isso se deve a uma lei fundamental do universo — ninguém pode dar a outro o que ele mesmo não tem. Há uma história muito bonita a esse respeito, protagonizada pelo Mahatma Ghandi.

Uma mulher trouxe seu filho ao Mahatma e pediu a sua ajuda. Quando o Mahatma perguntou qual era o problema, disse: "Por favor, diga ao meu filho para parar de comer açúcar, pois é diabético e isso vai lhe fazer mal." Ghandi lhe disse para voltar dali a uma semana. Uma semana depois, quando os dois voltaram, Ghandi disse à criança que parasse de comer açúcar. A mãe lhe perguntou: "Por que o senhor não lhe disse isso na semana passada? Não teríamos de ter feito duas viagens." Ghandi respondeu: "Na semana passada, eu ainda comia açúcar."

Na qualidade de terapeuta, você deve ser uma pessoa desenvolvida; caso contrário, os clientes serão afetados pelo seu estado. Quanto mais refinados forem a sua mente e o seu sistema energético, melhor será o seu trabalho e maior o número de clientes que você será capaz de curar. Uma mente e um sistema energético grosseiros atraem pessoas grosseiras. Uma mente e um sistema energético refinados atraem uma clientela mais refinada — o que não significa que o médico não seja também capaz de tratar os menos refinados. O cliente que já se dedicou ao trabalho interior vai se sentir mal depois de manipulado por um massagista técnico, mas que não trabalhou nem um pouco a própria alma. Vou ilustrar isso com um exemplo tirado da minha própria experiência.

Há alguns anos, fui consultar-me com um massagista que chegara havia pouco tempo ao ashram onde eu morava. Dizia-se que ele tinha uma "mão macia". Como eu tenho uma doença degenerativa na coluna, associada à cifoescoliose, geralmente me sinto mal com a massagem dos tecidos profundos (embora já tenha passado por sessões de massagem profunda que me ajudaram muito, esse tipo de massagem simplesmente não pode ser aplicado em mim regularmente). O massagista era um rapaz de vinte e poucos anos; depois de me fazer algumas perguntas e conversarmos um pouco, começou a trabalhar. Quase de imediato, comecei a me sentir mal. Eu sentia, sentia mesmo, o "lixo" que saía das mãos dele e entrava no meu corpo. Os movimentos dele eram corretos do ponto de vista técnico, mas ele não estava mentalmente presente nem tinha consciência do que estava acontecendo. Depois de uma hora eu me sentia doente no corpo. Parecia que eu é que o tinha curado, e não ele a mim. Você já sentiu isso depois de uma sessão? Conheço várias pessoas que tiveram essa experiência, que parece ser muito comum.

É claro que eu deveria ter me levantado e parado a sessão, mas na época estava só começando a aprender a arte da massagem e não sabia direito o que estava acontecendo. O prana dele estava entrando em mim — como acontece em toda sessão de massagem — e trazia consigo o estado mental dele. Essa é a lei que foi explicada no capítulo anterior — a mente e o prana sempre andam juntos. O resultado foi que aceitei a massagem para me sentir melhor mas acabei me sentindo pior do que antes.

Para encaixar essa historinha em seu contexto correto, tenho de deixar claro que, naquela época, eu já praticava diariamente a meditação há nove ou dez anos. Comecei a meditar aos 17 anos e continuei até os 34, quando encontrei meu atual Guru. Evidentemente, o jovem que me massageou fizera pouco ou nenhum trabalho interior.

Pelos ensinamentos de meu Guru, aprendi que, embora tivesse me sentado diariamente para meditar durante dezessete anos (ou pelo menos tentasse me sentar!), a verdadeira meditação ainda não se processara em mim. No decorrer daqueles anos, eu trabalhava e tinha uma família para cuidar, e por isso tinha dificuldade para encontrar tempo para meditar. Tinha de levantar-me às cinco ou cinco e meia da manhã para ter algum tempo para mim mesmo. Tenho de confessar que os primeiros anos foram marcados pela frustração e pela aparente ausência de progresso. Entretanto, muito aos poucos e apesar das diversas vezes em que parei e recomecei o processo, alcancei um certo equilíbrio. Na época em que recebi aquela massagem, estava praticando a meditação vipassana, do Budismo, e continuei com ela por mais cinco anos. Quando finalmente compreendi o que era a meditação, já havia experimentado inúmeros métodos e atingira um estado de relativa paz na mente.

Depois de muitas conversas com meu Guru, compreendi que o que viera fazendo todos aqueles anos era uma simples prática, mas não a *dhyana* ou meditação. Ele me explicou que, em todas as práticas e técnicas, havia uma trindade sutil que na verdade mantinha aprisionada a pessoa que as praticava, impedindo-a de atingir o objetivo da meditação — a paz interior ou a união com Deus, que é na verdade a fonte de toda paz. Na meditação existe a pessoa que medita, o ato de meditar e o objeto de concentração. Descobri que tudo isso está muito bem explicado num livrinho chamado *Tripura Rahasya*, ou *O Mistério Além da Trindade*.[1] A explicação de meu Guru, aliada ao estudo de diversos textos sagrados, como este último e o *Yoga Vasistha*[2], me ajudou a perceber que a meditação é um *estado de ser* e nada tem a ver com a "mente" que defini no Capítulo 2.

É essa a atitude que temos de aplicar no nosso trabalho terapêutico — nosso "estado de ser". Todos os métodos e práticas servem para desenvolver isso. Entretanto, a meditação verdadeira é uma atividade à qual temos de nos dedicar 24 horas por dia — não é feita, mas vivida. Viver o seu estado de ser é o que se chama de *Dharma*, ou caminho de vida. O estado de ser pode ser melhorado e refinado pela hatha-yoga, pelo pranayama, pela vipassana, pela recitação de mantras, pela prática de *japa* e muitas outras formas de prática. A meditação, por sua vez, não é nada disso — é um florescer da maturidade da pessoa. Esse florescer resulta num estado refinado de ser. No Ayurveda, esse estado é chamado de mente sátvica. Deus só pode revelar-se a uma mente sátvica.

Mas qual é o interesse disso tudo para o massagista? Em primeiro lugar, esse estado de ser permite que o prana que entra no paciente seja muito belo. Em segundo lugar, é esse estado de ser que — levado pelo prana — cura o mesmo estado de ser, que é latente no cliente. Ou senão, como no exemplo acima, o processo inverso pode acontecer. Se você está com raiva, essa raiva passa para as pessoas em quem você toca, quer você o perceba, quer não. Em terceiro lugar, a cura verdadeira só acontece quando o terapeuta toca o "estado de ser" do paciente. E, por fim, vivendo desse jeito, você mesmo se torna uma pessoa mais feliz e mais pacífica.

---

1. Ramanananda, Swami, *Tripura Rahasya*. Tiruvannamalai, Índia: Sri Ramanasramam, 1989.
2. *Yoga Vasistha*, "The Supreme Yoga". Trad. de Swami Venkatesananda. Shivanandanagar, Uttar Pradesh, Índia: Divine Life Society, 1991.

Portanto, aquele que quer praticar a medicina Ayurvédica tem de estar disposto a ir além do corpo. O Ayurveda é um sistema de medicina que leva em conta o corpo e a mente. A única maneira pela qual se pode mudar efetivamente o estado mental de outra pessoa — ou criar a possibilidade de mudança desse estado mental — consiste em fazer com que o seu próprio estado se transmita para a outra pessoa. A fusão dos dois estados cria uma alquimia que efetua a mudança. Ninguém pode tocar os níveis mais profundos da consciência de outro se já não tiver mergulhado profundamente em sua própria consciência.

Impressões Guardadas

"Onde quer que vague no espaço, o jiva (alma), cuja natureza é a do prana ou força vital, só vê as formas que foram criadas por seus vasanas, ou impressões anteriores. Essas impressões anteriores só podem ser destruídas por um esforço intenso. Mesmo que as montanhas virem pó e o mundo se dissolva, a pessoa não deve deixar de lado o esforço. Mesmo o paraíso e o inferno não passam de projeções dessas impressões anteriores ou vasanas." [3]

As impressões que se acumulam nos corpos — físico, energético, emocional, mental e causal — são chamadas *vasanas* e *samskaras* na tradição védica. Todos os massagistas conhecem as impressões que ficam guardadas nos músculos e no tecido conjuntivo profundo. A dissolução dessas impressões enquanto método terapêutico está bem documentada em outros livros, e não cabe a este livro a tarefa de expor o valor terapêutico desse tipo de trabalho. Entretanto, cabe a este livro a tarefa de mostrar como esse trabalho se encaixa no contexto global do Ayurveda.

O livro *Ayurveda & Life Impressions Bodywork*[4] dá uma excelente noção de como a dissolução das impressões anteriores pode se incorporar à prática ayurvédica. Trata-se de um livro bom, que deve ser lido por todos os que quiserem trabalhar com o corpo segundo uma perspectiva ayurvédica — heterodoxa, bem entendido.

Segundo a tradição védica, essas impressões são as causas das doenças. Expliquei esse ponto detalhadamente no *Practical Ayurveda* e também em *Prana: The Secret of Yogic Healing*, de modo que não preciso entrar de novo nesse assunto. A eliminação das impressões é necessária para a saúde e o progresso espiritual. Com efeito, o desenvolvimento do ser sutil só

---

3. *Yoga Vasistha*, "The Supreme Yoga", Vol. II, p. 414.
4. Vanhowten, Donald, *Ayurveda & Life Impressions Bodywork*. Twin Lakes, WI: Lotus Press, 1997.

pode acontecer mediante a dissolução dos vasanas e samskaras. Os vasanas são impressões latentes que passam de corpo em corpo, de existência em existência, até que tenham a oportunidade de manifestar-se e desaparecer. São mais profundas que a mente subconsciente e não têm relação com ela. São as forças que nos levam a seguir um determinado caminho na vida — abraçar a carreira política, por exemplo (Deus me livre!).

> *"Chama-se liberto àquele que é capaz de abandonar este vasana estando ainda vivo no corpo. Aquele que não abandona o vasana está na escravidão, mesmo que seja um grande erudito."* [5]

Os samskaras são as impressões acumuladas nesta vida (aliás, os vasanas também estão sendo constantemente acumulados) e relacionam-se com a mente subconsciente. São eles que são ativados e — com um pouco de sorte — liberados no trabalho de massagem.

> *"A consciência tem a faculdade de reter as coisas: as noções assim retidas chamam-se samskaras. Mas quando se percebe que a noção tão-somente se reflete na consciência, vê-se que nenhum samskara é independente da consciência."* [6]

Tanto os samskaras quanto os vasanas ficam retidos em todos os corpos, dependendo do tipo de pensamento, emoção ou ação que os formou. Geralmente concentram-se ao redor dos marmas ou chakras, mesmo nos corpos sutis. Na Kundalini Yoga, são os vasanas que constituem os "nós" de cada chakra, que precisam ser "desamarrados" para que a *Shakti* (prana) possa subir.

A massagem ayurvédica tem também a finalidade de dissolver os samskaras. Para que isso se realize, são dois os pré-requisitos: 1) o massagista precisa ter um estado de ser refinado em decorrência do seu próprio trabalho interior; e 2) não pode ter nenhuma idéia preconcebida de que está ajudando ou curando a outra pessoa.

Enquanto o massagista alimenta a idéia de que está ajudando o outro, permanece preso na trindade de que falei acima. É a eliminação de conceitos que define a meditação, Dhyana. Se você for capaz de trabalhar sem reter na mente nenhum conceito acerca do que está fazendo — e não me refiro aqui à técnica; refiro-me à posição da mente, não das mãos —, a verdadeira cura acontecerá naturalmente. A verdadeira cura é a união do Ser Cósmico com o ser individualizado do cliente. O terapeuta, por si, não pode fazer nada. Pode ser um catalisador do ser cósmico, que anseia por

---

5. *Yoga Vasistha*, "The Supreme Yoga", Vol. II, p. 414.
6. Idem, p. 648.

aproximar-se do ser individual. Essa é a função e a finalidade da meditação nas terapias ayurvédicas.

Exercícios

Os exercícios apresentados a seguir não são meditações, mas podem levar a pessoa à meditação. São especialmente benéficos para os massagistas e para todos os terapeutas que trabalham o corpo do cliente. Ativam o prana e limpam e abrem os nadis. Toda respiração se faz pelo nariz, se possível, de modo igual por ambas as narinas. Se uma das narinas estiver fechada, não se preocupe: ou ela vai abrir ou há um bom motivo para que esteja fechada. Consulte o Capítulo 5 para ler uma explicação sobre os nadis.

Exercício Um — Sente-se em posição relaxada, no chão ou numa cadeira. Respire fundo algumas vezes, sempre relaxado. Coloque as mãos sobre o baixo abdômen, segurando a barriga. Inspire suavemente e sinta a barriga expandindo-se um pouquinho. Quando os pulmões se enchem de ar, empurram o diafragma para baixo, fazendo com que o baixo abdômen se projete um pouco para fora. Expire tranqüilamente, sem tensão, mas lentamente. A expiração deve ser um pouquinho mais comprida do que a inspiração.

Ao inspirar, ponha a atenção em suas mãos; não pense na respiração em si nem se preocupe com ela. Se você puser a atenção nas mãos, ou seja, no baixo abdômen, o prana — através do ar — vai dirigir-se para lá. Ao expirar, simplesmente deixe o ar sair pelas narinas. Em outras palavras, concentre a atenção nas narinas e não pense na respiração. Em todos esses exercícios, é mais fácil concentrar-se no ponto final ou ponto de destino do ar do que trabalhar diretamente sobre o ar.

Repita esse ciclo de respiração rítmica durante uns 10 ou 15 minutos uma ou duas vezes por dia, especialmente entre as sessões.

Benefício: O exercício carrega o corpo de prana (no caso, de todos os cinco vayus), criando uma reserva de energia que ajuda você a conservar o seu nível de prana durante o trabalho. Abre e limpa os três principais nadis do corpo, melhorando a saúde e estimulando a pureza e a clareza mental. Quando os três principais nadis são energizados, todos os outros são afetados de alguma maneira.

Exercício Dois — Sente-se numa posição relaxada, no chão ou numa cadeira. Esta é uma continuação do Exercício Um, que acrescenta uma outra etapa à inalação e à exalação. Inspire, levando o ar até o baixo abdômen, até sentir as mãos projetar-se um pouquinho para fora. Continue inspirando, mas dirija o ar agora mais para cima, para a região do coração. Segure o ar lá dentro por um instante e depois expire lentamente, pondo a atenção nas mãos. Sinta a respiração (ou seja, o prana através da respiração) sair pelas suas mãos.

Ao inspirar, sinta o prana entrar na barriga e subir à região do coração. Ao expirar, sinta-o saindo pelas mãos. Você pode imaginar o prana como uma luz branca ou dourada entrando no seu corpo e saindo pelas suas mãos. Neste método, você está abrindo e usando conscientemente os nadis *Yashasvati* e *Hastijihva*, que regem os movimentos dos braços e das pernas e terminam nas palmas das mãos e nas solas dos pés. Assim como você reteve a respiração na região do coração por um instante, assim também pára de respirar por um instante depois de soltar todo o ar e antes de inspirá-lo de novo. São as chamadas retenções (*kumbaka*) cheia e vazia da respiração. Devem ter sempre a mesma duração.

Repita o exercício por 10 minutos uma vez por dia, especialmente antes de fazer uma massagem.

Benefício: Este exercício funciona como o primeiro, mas traz alguns benefícios adicionais: carrega de energia os primeiros três chakras e abre o quarto; abre os nadis dos braços e das mãos, aumentando a sua sensibilidade e a sua capacidade de transmitir ao cliente um prana curativo; ajuda a desenvolver a sua capacidade de tomar o pulso e usar os métodos de diagnóstico do Ayurveda; ajuda você a pôr o coração como base do seu trabalho e a concentrar-se numa atitude de doação incondicional — isso facilita o trabalho terapêutico; e dá paz à mente e ao corpo.

Exercício Três — Trata-se de um exercício avançado que não deve ser feito se você não tiver muita experiência de pranayama ou dos exercícios descritos acima. De qualquer modo, *este exercício não deve ser feito por mais de 5 minutos por dia, sem exceção alguma*, e independentemente da sua experiência anterior. Aqueles que não seguirem este conselho certamente sofrerão de um desequilíbrio do sistema energético, que causará, de uma forma ou de outra, alguma espécie de doença fisiológica ou psicológica. Entretanto, se for praticado da maneira prescrita, este método é seguro e tremendamente eficaz.

Sente-se numa cadeira ou no chão em posição cômoda. Respire normalmente algumas vezes para relaxar e ficar confortável. Pode ser bom fazer uns cinco minutos do Exercício Dois para voltar a atenção para a respiração. Fixe o olhar no espaço entre as sobrancelhas e visualize o ar que entra sob a forma de uma luz branca. Deixe os olhos fixo naquele ponto (entre as sobrancelhas) durante todo o exercício. Os olhos não devem ficar tensos; devem estar relaxados, mas não obstante fixos no ponto da sua escolha. Experimente diversos pontos, mais altos ou mais baixos do que a testa, a fim de encontrar algum em que o seu olhar possa se fixar sem tensão. Os olhos não devem ficar nem fechados nem abertos, mas só meio abertos, e o olhar não deve focalizar objeto algum.

Respire, levando o ar ao baixo abdômen até sentir as mãos projetar-se um pouco para fora. Visualize o ar como uma luz branca. Nesse momento, continue a inalar o ar (prana) e veja-o subindo pela coluna vertebral até chegar ao topo da cabeça; segure-o lá por um instante. Veja o topo da sua cabeça cheio de luz branca.

Agora veja essa luz branca brotar do topo da sua cabeça como de uma fonte e espargir-se por todo o seu corpo, caindo até o chão — como se você estivesse debaixo de uma cascata de luz branca. Faça isso durante a exalação. Antes de inspirar de novo, permaneça de pulmões vazios por um instante. O momento de retenção com os pulmões cheios (ou seja, a luz preenchendo o topo da cabeça) deve ter a mesma duração que o momento de retenção com os pulmões vazios (ou seja, depois da exalação e antes da inalação).

Repita esse exercício por 5 minutos uma vez por dia. Não se recomenda, em hipótese alguma, que seja praticado por períodos mais longos. Você vai ter de tentar várias vezes para conseguir praticá-lo a contento.

Benefício: Dá todos os benefícios dos dois exercícios anteriores e mais: limpa todos os nadis e chakras; purifica a mente; purifica os corpos etérico e astral (o corpo sutil da Yoga); melhora a saúde e a atividade imunológica; fortalece o corpo físico; aumenta a quantidade de prana e tejas no corpo.

4 Métodos de Diagnóstico

> *"A mente, senhora dos dez órgãos de percepção e ação, localiza-se dentro do lótus do coração. Como depende dos órgãos de percepção e ação para funcionar em relação aos objetos externos, é chamada de um órgão interno."*
>
> — *Pancadasi, II-12*

Um rei estava passando por uma floresta junto com seus cortesãos quando viu um homem nu sentado à sombra de uma árvore e rindo sem parar. O cortejo real seguiu em frente por algum tempo, mas então o rei os mandou parar. Estava curioso com a felicidade do asceta. Refletiu: "Eu, que sou rei, não sou realmente feliz. Por que será tão feliz aquele homem?" Com esse pensamento, enviou um mensageiro ao homem nu pedindo que se apresentasse perante o rei. O nu, porém, continuou gargalhando e ignorou por completo o mensageiro. Este voltou de mãos vazias e relatou ao rei o acontecido.

O rei era um homem inteligente e percebeu que o sujeito deveria ser um santo, perdido na felicidade da contemplação de Deus — quem mais ousaria desobedecer a uma ordem sua? Meditando essas coisas em sua mente, dirigiu-se sozinho ao homem nu e perguntou-lhe: "O que o deixou tão feliz? Quem é o seu Guru? Por favor, diga-me, para que eu também possa procurá-lo e chegar à mesma felicidade!" O asceta parou de rir, olhou fixamente para o rei e disse: "Tive 24 gurus. Um pássaro me ensinou, um menino me ensinou, o céu me ensinou, a chuva me ensinou, um cão me ensinou e uma cobra me ensinou. Aprendi de todas as coisas que me rodeiam. A vida foi meu Guru." Depois de dizer isso, voltou a gargalhar, extasiado pela felicidade da união com Deus.

O diagnóstico é assim — aprender com tudo e com todos. Ao encontrar-se com um cliente, leve todas as coisas em consideração. Comece olhando para o cliente — olhando de verdade. Que tipo de corpo ele tem? Que tipo de rosto? Cabelo? Pele? Olhos? Todas essas coisas vão ajudar você a determinar-lhe a constituição básica. Então fale com ele, faça-lhe perguntas. Como ele responde? Como é a mente dele? Rápida? Lenta? Intermediária? Ele é agitado? Qual é o guna predominante? Está contente ou deprimido? Veio de livre e espontânea vontade ou alguém o obrigou a vir? Sente-se à vontade e aberto? O ato de falar e ouvir pode lhe dar todas as informações necessárias, desde que você tenha a mente silenciosa e compreenda muito bem os três humores e os três gunas. Essas coisas são a base do diagnóstico.

O objetivo do diagnóstico é conhecer a constituição natal do cliente (prakruti) e sua constituição atual, ou estado de desequilíbrio (vakruti). Isso pode ser feito de maneira simples ou extremamente complexa, dependendo da habilidade e da capacidade do terapeuta. O sistema ayurvédico dá margem a muitas variações. Na qualidade de massagista, você deve aprender os princípios básicos delineados neste capítulo. Se não aprendê-los de uma vez, procure ao menos aprendê-los aos poucos.

Em todas as formas de terapia ayurvédica, o diagnóstico é extremamente importante. Formou-se toda uma aura de misticismo em torno de certas técnicas de diagnóstico, como a do pulso, por exemplo, mas vários médicos têm colaborado para dissipar o mito de que é preciso ter uma capacidade sobrenatural ou extraordinária para fazer o diagnóstico de um paciente. Nesse campo destaca-se o Dr. Vasant Lad, que apresentou um método claro e sistemático para a interpretação da tomada de pulso.[1] Suas obras devem ser cuidadosamente estudadas por todos os que se dedicam seriamente ao aprendizado do Ayurveda. Eu, particularmente, uso o método dele, e considero-o bastante preciso e eficaz.

No nível mais básico, o diagnóstico consiste no conhecimento da constituição da pessoa que vai ser tratada. A capacidade de discernir a prakruti é importantíssima para a determinação do tipo correto de massagem a ser aplicada. Tradicionalmente, essa determinação era de responsabilidade do médico encarregado, não do massagista. Mas, como os tempos mudaram, essa incumbência cabe agora ao próprio terapeuta.

Conversar com o cliente é um dos mais importantes métodos de diagnóstico. Dessa maneira você pode saber se ele é nervoso ou ansioso; pelas respostas que dá às suas perguntas, você pode discernir qual dos três gunas é o predominante na constituição mental dele. Porém, eu geralmente examino a língua e tomo o pulso antes de começar a fazer perguntas. Com isso, em primeiro lugar, não sou influenciado pelos problemas do paciente ao fazer o diagnóstico físico; e, em segundo lugar, muitas vezes consigo identificar o problema antes que ele me fale a respeito. Isso lhe dá confiança na minha capacidade profissional. Além disso, posso então fazer per-

---

1. Lad, Vasant, *Secrets of the Pulse*. Albuquerque, NM: The Ayurvedic Institute, 1996.

guntas específicas para definir de maneira ainda mais nítida o tipo e a natureza da pessoa (prakruti) e o seu estado atual de desequilíbrio (vakruti).

Pulso

Na Índia moderna, o diagnóstico pelo pulso não faz mais parte do currículo nacional de ensino universitário. Isso mostra duas coisas: 1) que não é necessário saber tomar o pulso para conseguir tratar as pessoas pelo sistema ayurvédico; e 2) que um terrível engano está sendo cometido no sistema de educação ayurvédica na Índia.

Eu, pessoalmente, conheço três métodos diferentes de diagnóstico pelo pulso que são usados na Índia até hoje, e acho que existem outros. É essa variedade de métodos que fez com que o diagnóstico pelo pulso deixasse de ser ensinado nas universidades. A experiência me diz que os três sistemas funcionam bem; o sucesso depende mais do médico do que do método. Isso nos leva de volta à importância da meditação e do desenvolvimento pessoal do terapeuta. Todas as formas de meditação e prática espiritual são úteis para o desenvolvimento da capacidade de diagnosticar pela tomada do pulso.

A própria tomada de pulso é em si uma meditação. O primeiro pré-requisito é que o terapeuta esteja calmo e interiormente tranqüilo (todas as práticas espirituais colaboram para a criação desse silêncio interior). Em segundo lugar, ele não pode estar com seu próprio prana — os cinco vayus — estimulado de maneira nenhuma. Existem oito ações proibidas, tanto para o paciente quanto para o terapeuta, antes da tomada de pulso. São elas: 1) comer ou beber bebidas alcoólicas ou outros estimulantes, como café e chá preto; 2) tomar banho de sol; 3) receber uma massagem; 4) sentar-se perto de uma fonte de calor ou cozinhar (ao lado do fogão aceso); 5) fazer um grande esforço físico; 6) estar com fome; 7) manter relações sexuais; e 8) tomar banho.

Depois disso, é importante você ter consciência da sua própria receptividade. São dois os fatores envolvidos nisso: o estado do prana e o estado mental. Se ambos estiverem tranqüilos, sem muito movimento, a receptividade será maior. A arte da tomada de pulso tem por fundamento *a capacidade do terapeuta de não ter nenhuma opinião formada antes de tomar o pulso*. Se o terapeuta se aproxima do paciente com uma idéia preconcebida, o pulso deste realmente muda! O prana do terapeuta passa para o paciente e manifesta a preconcepção na prática.

Por exemplo, se uma pessoa grande (quase gorda) vem me consultar e eu me convenço, antes de tomar o pulso, de que ela é de constituição kapha, o pulso dela vai ser influenciado por essa idéia. Pode ser que ela tenha simplesmente uma vakruti (um desequilíbrio) kapha, mas seja na verdade uma pessoa de constituição vata com um humor vata escasso e congestionado, o que lhe dá as características de kapha. Fique tranqüilo e abra-se aos seus clientes; ponha em prática os métodos aqui delineados antes de chegar a uma conclusão. É esse o procedimento correto a ser seguido no diagnóstico. Aplique diversas técnicas e compare os resultados obtidos em cada uma delas para chegar ao resultado geral.

Neste livro, não vou explicar as diferenças de pulso de modo tão detalhado quanto fiz em *Practical Ayurveda*. Vou falar mais sobre o que o massagista precisa saber antes de começar a sessão. Isso se resume na capacidade de descobrir primeiro a prakruti do paciente e depois a sua vakruti.

A prakruti se revela pela localização, pela velocidade, pela qualidade e pela profundidade do pulso e pela parte do dedo sobre a qual ele incide. A vakruti se revela pela localização, pela velocidade, pela qualidade e pela profundidade. É como meu pai me disse muitas vezes: "Filho, no mercado imobiliário existem três coisas importantes: Localização, Localização e Localização!" Essas sábias palavras de um homem de negócios aplicam-se também à tomada de pulso — antes de mais nada, observe a localização (ver Figura 2). Depois, observe a correta posição dos dedos para tomar o pulso (ver Figura 3).

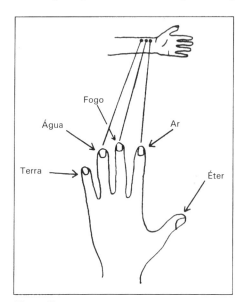

Figura 2

Vata se mede na posição mais próxima do punho, no nível superficial (com um toque bem leve do dedo). Pitta se mede na posição intermediária e no nível médio (toque firme). Kapha se mede na posição mais próxima do ombro e no nível profundo (toque profundo). De maneira muito geral, se você encontrar esses pulsos em outros lugares, estará medindo a vakruti e não a prakruti.

A prakruti se determina em seguida pela velocidade: vata é rápido, pitta é médio e kapha é lento. Relacione isso com a localização: vata é rápido e superficial; pitta é médio e bate em nível médio; kapha é lento e profundo.

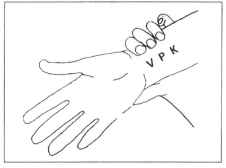

Figura 3

Agora sinta a "qualidade", que é uma avaliação subjetiva do movimento do pulso sob os seus dedos. Os diversos tipos de pulso são tradicionalmente comparados aos animais. Como a maioria das pessoas hoje em dia não sabe como um cisne anda, são analogias difíceis de usar. Imagine os pulsos como ondas no oceano. As ondas de vata seriam "pontudas", irregulares quanto ao tamanho e ao comprimento, rápidas e arrítmicas. Pitta seria um oceano normal, com ondas fortes, de tamanho médio, constantes e homogêneas em altura e comprimento. Kapha seria um oceano calmo com ondas lentas e profundas, baixas, regulares e espaçadas entre si (ver Figura 4). Para sentir a qualidade, é imprescindível estar com a mente tranqüila.

Por último, sinta em que parte da ponta do dedo o pulso bate. Bate na parte mais próxima da unha? Vata. No meio da ponta? Pitta. Na parte mais próxima da mão? Kapha. Isso colabora muito para a determinação da prakruti da pessoa e é explicado em detalhe pelo Dr. Lad. Combine todas as informações obtidas para chegar a uma conclusão quanto à prakruti da pessoa.

Caso pareça haver uma diferença entre a localização e a profundidade, isso será um indício da vakruti. O mesmo vale para uma diferença entre a localização e a parte da ponta dos dedos em que bate o pulso. Caso haja uma diferença entre a velocidade e qualquer um dos outros fatores — localização, profundidade, qualidade e parte da ponta dos dedos —, também será um indício da vakruti.

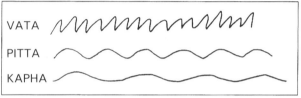

Figura 4

Se eu sentir, por exemplo, um pulso rápido (vata) na primeira posição (vata), mas num nível profundo, isso pode indicar que vata saiu do seu lugar de origem e passou a um estado de perturbação ou migração. Outro exemplo: um pulso de qualidade pitta, forte e homogêneo, na última posição (kapha). Isso indicaria que pitta passou para as regiões ou sistemas do corpo regidos por kapha.

Compare agora todas essas informações. *Isso é o Ayurveda*. A prakruti é a mesma que a vakruti? Ou seja, as localizações, velocidades, qualidades e profundidades são coerentes entre si? Se não forem, indicam a vakruti e indicam também qual é o humor ou os humores que estão perturbados. O primeiro exemplo dado acima, que é uma perturbação de vata, nos diria que precisamos tratar ou harmonizar vata na massagem que vamos fazer. Isso determina o tipo de massagem, o tipo de toque das mãos, o tipo de óleo utilizado, as plantas medicinais postas no óleo e a freqüência de tratamentos mais adequada para o nosso cliente.

Métodos de Diagnóstico

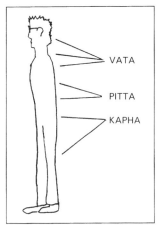

Figura 5

O segundo exemplo, uma perturbação de pitta, indicaria que temos de tratar primeiro pitta e depois vata. Como todas as massagens trabalham principalmente o prana, que é o humor vata, ele é sempre levado em conta no tratamento. Neste caso, é secundário. Trate primeiro a vakruti, depois a prakruti e por último o vata dosha. Em geral, a natureza básica (prakruti) é a que sofre o desequilíbrio — por exemplo, a pessoa de tipo pitta tende a ter pitta em excesso. Por isso, o tratamento de pitta nesse exemplo seria também um tratamento dirigido à prakruti ou natureza básica. Essa forma de tratamento por massagem é diferente dos outros métodos terapêuticos do Ayurveda, nos quais a prakruti é tratada primeiro — exceto em situações críticas ou de emergência. Na terapia de massagem, é melhor controlar primeiro a vakruti, tratando-a, e depois concentrar-se na prakruti no decorrer do tratamento.

Se isso tudo lhe parecer muito complexo, não se preocupe. Comece a aplicar o que você já entendeu; depois de algum tempo, também as outras coisas começarão a ter sentido. Para aprender o diagnóstico pelo pulso num nível aprofundado — especialmente no ramo da ciência da medicina — é necessário estudar com um mestre. Para a massagem, as informações que já dei são suficientes. Se você for capaz de aplicá-las, todo o seu jeito de trabalhar com as pessoas vai mudar. Para começar, procure compreender a prakruti, a constituição natal do cliente. O simples fato de tomar o pulso dele vai dar uma aparência mais profissional à sua consulta. Não há necessidade de dizer-lhe que você ainda está aprendendo. Todos nós aprendemos o tempo todo, como o santo mencionado no início deste capítulo.

O pulso também reflete as partes superior e inferior do corpo e pode indicar certos problemas físicos. O ponto de vata reflete a parte superior do corpo e indica a condição do pescoço, da cabeça e da parte de cima das costas e da coluna. O ponto de pitta reflete a condição do meio do corpo e da coluna. O ponto de kapha dá informações sobre a parte de baixo do corpo e das pernas (ver a Figura 5). Não é esse o sistema que eu uso e, portanto, não tenho muito a falar sobre ele. Os discípulos do Maharishi Mahesh Yogi (Meditação Transcendental) costumam usar esse sistema.

Língua

O exame da língua é o meio mais fácil de determinar os desequilíbrios (vakruti) no corpo. Deve ser sempre usado em conjunto com a tomada de pulso, o exame geral da aparência do corpo e a conversa. A língua é um mapa dos três doshas, dos órgãos internos, do corpo em geral e da prakruti da pessoa. A interpretação do aspecto da língua é uma ciência exata e muitíssimo complexa. Porém, você poderá aplicar imediatamente à sua prática as informações simples que vou lhe passar.

O tamanho e a largura da língua indicam qual é a prakruti do cliente. As línguas grandes e largas são kapha; as finas, estreitas e instáveis (tremulantes) são vata; e as

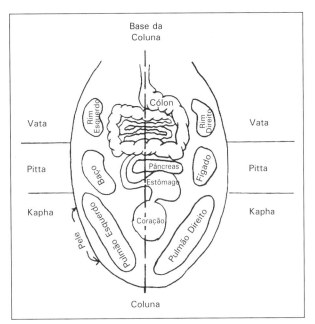

Figura 6

línguas pitta são intermediárias, de tamanho médio. A parte de trás da língua é vata, a do meio é pitta e a ponta é kapha (ver Figura 6). Primeiro, olhe para essas localizações (lembra-se do conselho de meu pai?). O que você vê? Olhe no espelho agora. Vamos, levante-se e vá olhar! Como lhe parece a parte de trás? Áspera? Tem partes saltadas ou bolinhas bem pequenas? De que cor é? Rosada (normal)? Escura (vata muito alto)? Há uma camada fina de uma outra substância sobre a língua? De que grossura? Cinco centímetros (me desculpe, às vezes me deixo levar pela imaginação!)? De que cor é essa camada? Faça o mesmo exame na região intermediária, pitta, e na parte da frente, kapha (ver a Figura 7).

Algumas informações úteis sobre a língua. Cores: a língua vata é escura e tem uma cobertura escura; a língua pitta é vermelha e tem uma camada de cobertura esverdeada ou amarelada; a língua kapha é pálida e tem uma camada branca. Textura: a língua vata é áspera e pode ter pequenas bolotinhas; os desequilíbrios de vata podem manifestar-se como montes ou depressões crônicas na língua. A língua pitta é brilhosa, e pitta mani-

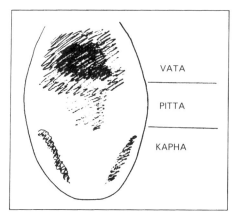

Figura 7

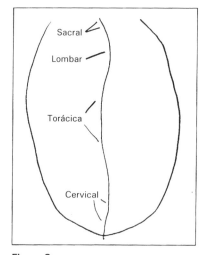

Figura 8

festa-se nas áreas ou manchas vermelho-vivas e nas feridas como as que se têm durante a gripe. A língua kapha tem textura mucosa e kapha manifesta-se em manchas pálidas.

Usando essas informações, você pode saber, por exemplo, que se um paciente tem uma língua larga e grande, cuja cor geral é pálida, mas com a ponta vermelho-viva, sua prakruti provavelmente é kapha e ele está com um desequilíbrio (vakruti) de pitta na parte superior do corpo ou na cavidade torácica. Outro exemplo: uma língua de tamanho médio com a parte intermediária áspera. Isso seria sinal de um desequilíbrio de vata numa pessoa basicamente pitta: aspereza (vata) no meio (pitta) de uma língua de tamanho médio (pessoa de tipo pitta).

As rachaduras ou linhas profundas na língua são sinais de desequilíbrios crônicos de vata, e a pessoa que as apresenta deve ser enviada a um bom clínico geral para receber orientações globais de tratamento e estilo de vida. Um dos aspectos principais do tratamento dos desequilíbrios crônicos de vata — ou mesmo de qualquer desequilíbrio de vata — é a massagem. Portanto, se você vir essas linhas ou rachaduras, seu cliente precisará de uma longa série de tratamentos, os quais devem, porém, ser inseridos no contexto de um plano geral de tratamento ayurvédico.

Uma linha funda, um ponto, uma rachadura ou uma linha contínua no centro da língua são todos sinais de problemas na coluna. Esses problemas podem ser físicos ou emocionais. A parte de trás da língua está relacionada à base da coluna e a ponta, à base do crânio (ver Figura 8). Todos os sinais que aparecem nesse eixo central são indícios muito bons de onde você deve procurar as emoções reprimidas ou problemas crônicos de coluna. Essas linhas, porém, só aparecem em casos crônicos.

Via de regra, a língua saudável é rosado-avermelhada com uma cobertura branca muito fina. Se você notar qualquer distúrbio grande, ou um sinal muito estranho, na língua do seu cliente, envie-o a um médico ayurvédico. O mesmo vale para todos os outros métodos de diagnóstico. Saiba do que você é capaz, mas saiba também quais são os seus limites. Esse é um aspecto importante da arte do terapeuta. Estabeleça contato com um grupo de outros profissionais aos quais você possa enviar os seus clientes, se necessário for.

O bom diagnóstico, em suma, é aquele que lhe diz qual é a prakruti do paciente, lhe mostra se existe um desequilíbrio (vakruti), qual humor está desequilibrado, em que parte do corpo situa-se o desequilíbrio e qual será a melhor estratégia terapêutica a adotar em vista do estado mental e da constituição da pessoa.

Com essas informações em mãos, a massagem pode começar. Como? Continue a leitura!

5 Os Nadis — As Correntes Sutis do Corpo

> *"Os cinco sentidos funcionam sucessivamente por meio dos elementos externos, dos órgãos grosseiros, dos ouvidos, da pele, dos olhos, da língua e do nariz. Os sentidos são sutis; sua existência só pode ser inferida a partir dos seus efeitos. Exteriorizam-se muitas vezes."*
>
> — Pancadasi, II-7

A medicina ayurvédica tem uma compreensão complexa, clara e explícita do corpo humano. Para resumir, este é feito de três doshas (humores biológicos), sete *Dhatus* (níveis de tecido), quatorze *Srotas* (canais — dezesseis para as mulheres) e quatorze nadis principais (dutos ou tubos).

A localização e o funcionamento dos órgãos internos era bem compreendida pelos antigos médicos ayurvédicos. Entretanto, os órgãos eram secundários em relação aos sistemas mencionados acima. Segundo os médicos, os diversos canais — grosseiros e sutis — eram na verdade os responsáveis pela saúde dos próprios órgãos. O corpo era visto como uma unidade em que todas as partes funcionam em harmonia e estão totalmente relacionadas entre si. Por isso, os métodos de tratamento do Ayurveda têm por base a harmonização dos três doshas e o trabalho para que os sistemas de dhatus, srotas e nadis funcionem corretamente.

O mais sutil dos três sistemas é o dos nadis. Os outros dois — sete níveis de tecidos (dhatus) e quatorze (ou dezesseis) canais (srotas) — são primordialmente físicos. Os sete tecidos são produzidos pelas coisas que comemos. O alimento é refinado aos poucos, passando pelos vários níveis, até chegar ao nível atômico sob a forma dos fluidos reprodutivos (digo "atômico" porque, nesse nível, é capaz de gerar a vida). O sistema de canais conduz os alimentos, o ar, o sangue, os dejetos e as substâncias físicas principais. Existem também canais que conduzem a mente e o prana (os quais, porém, não são idênticos aos nadis).

O prana é a base dos doshas e os nadis constituem a rede através da qual eles se movem pelo corpo em sua forma sutil; na forma grosseira, movimentam-se pelos canais. Os nadis são a base dos outros dois sistemas, pois é por eles que circula o prana (os cinco vayus) que anima os demais sistemas. O tecido nervoso (*Majja Dhatu*) e o canal nervoso (*Majjavaha Srota*) são alimentados diretamente pelos vayus na estrutura dos ossos e da medula óssea. São os nadis que transportam a energia vital pelo corpo. Portanto, é por eles que a terapia deve começar.

Nos textos védicos e hindus, as descrições dos nadis são muito freqüentes. Boa parte da mitologia indiana costuma ser encarada de maneira bastante superficial, ao passo que na verdade é cheia de sentidos esotéricos profundos. Todos os antigos textos *tântricos* usam metáforas para falar dos chakras e dos nadis, para que só o estudioso inteligente e capaz possa compreender-lhes o verdadeiro sentido. O estudante prova, assim, o seu valor como discípulo e torna-se digno de receber a energia divina.

Um exemplo disso é a história do Senhor Krishna e das *gopis* (literalmente, "segredo"; significa também as pastoras de gado). Krishna era o amante de 16.000 gopis; gostava especialmente de duzentas dentre elas; e uma era a sua eleita, Radha. No corpo existem 72.000 nadis, 16.000 dos quais são importantes; os principais são em número de duzentos e só um leva à união com Deus. A Krishna Lila é a dança dos nadis para o despertar do Si Mesmo (ou seja, Krishna = Si Mesmo; Gopi = nadi). Este é só um exemplo de muitos que poderiam ser dados.

Os textos de Yoga afirmam que existem 72.000 nadis no corpo. Eles constituem uma rede extremamente fina de canais sutis que se espalha por todo o corpo etérico (corpo de prana, invólucro prânico — *pranamayakosha* — ou corpo energético). Todas as doenças decorrem do congestionamento, de bloqueios ou restrições ao funcionamento do sistema de nadis. Ao contrário do que dizem praticamente todos os ocultistas, o corpo prânico (etérico) penetra o corpo físico. A maioria dessas pessoas vê o corpo humano como uma série de camadas progressivamente mais sutis, à semelhança de uma cebola; mas a verdade é exatamente o oposto disso. Cada um dos corpos penetra o anterior até o centro do corpo físico, ou seja, todos interpenetram-se. É isso que faz com que o sistema de nadis possa existir nos corpos físico e energético simultaneamente.

O objetivo deste livro não é o de tratar detalhadamente dos nadis; por isso, vamos falar só dos quatorze nadis principais, que fornecem prana aos órgãos dos sentidos, aos próprios sentidos, aos órgãos de ação e às principais regiões do corpo. Dirigindo a massagem a esses nadis, podemos equilibrar toda a atividade prânica do corpo. Eles relacionam-se diretamente com os cinco sentidos e, portanto, com a mente. Por isso, trabalhando sobre o sistema de nadis na massagem, podemos alcançar um efeito terapêutico extremamente equilibrado em todo o sistema mente/corpo.

Na minha opinião pessoal, essa é a função principal da massagem, pois todos os métodos terapêuticos do Ayurveda reduzem-se em última análise a um tratamento do prana. E, como os nadis são os dutos que conduzem o prana, é bem razoável pensar que todo trabalho feito sobre eles terá efeitos benéficos.

É possível trabalhar diretamente sobre os pranas e os nadis sem sequer encostar no corpo físico, lidando-se diretamente com o envoltório ou corpo prânico. Eu mesmo trabalhei dessa maneira por muitos anos e obtive excelentes resultados. Delineei esse método terapêutico em *Prana: The Secret of Yogic Healing*. Entretanto, a experiência também me diz que a pranaterapia ou cura prânica só é boa se for usada dentro do contexto do sistema ayurvédico em que se originou. As informações apresentadas aqui também podem ser aplicadas aos diversos métodos "energéticos" que estão em voga hoje em dia. Qualquer que seja o método que você use, a eficiência de seu trabalho vai aumentar muito se você compreender os nadis e o seu funcionamento.

Descrição dos Quatorze Nadis

Existem seis nadis do lado direito do corpo, seis do lado esquerdo e dois no eixo central. São, portanto, quatorze no total. Todos esses nadis começam no *Muladhara chakra*, o chakra da raiz localizado na base da coluna.

O corpo funciona segundo uma polaridade básica: feminino/masculino, receptividade/atividade, yin/yang, etc. Todas as tradições reconheceram a existência dessa polaridade fundamental na vida e no corpo. Os sábios védicos, metaforicamente, usaram as figuras do Sol e da Lua para representar o lado ativo e o lado passivo da criação. Além disso, observaram que o lado ativo tem relação com o guna rajas e que o lado passivo tem relação com tamas. O canal intermediário relaciona-se com sattva ou, segundo alguns sábios, com os três gunas em equilíbrio.

Neste último sentido, não há um guna "negativo" — não se pode dizer que tamas seja simplesmente uma qualidade indesejável e que rajas seja só um pouquinho menos pior, como se diz quanto ao funcionamento da mente. Os três gunas são partes da Natureza e nós sequer poderíamos dormir à noite se não fosse pelo predomínio, nesse momento, da qualidade tamas. Do mesmo modo, se não fosse por rajas não seríamos capazes de nos levantar pela manhã! O que é problemático e causa as doenças é a influência de um guna sobre uma atividade que não lhe diz respeito, ou seja, o funcionamento "errôneo" dos gunas. Por isso, quando o nadi *Ida*, que é feminino e lunar, é relacionado à qualidade tamas, isso não quer dizer que ele seja pior do que os outros. Do mesmo modo, o fato de o nadi *Pingala*,

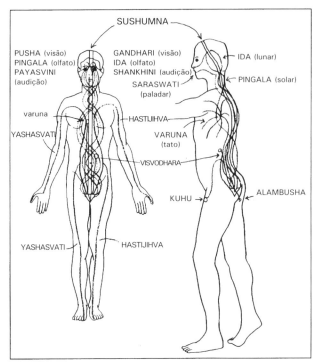

Figura 9

masculino e solar, ser relacionado a rajas também não quer dizer que ele seja melhor. É só no contexto da mente, que é sátvica por natureza, que esses dois gunas não são apropriados.

O Pingala controla e domina o lado direito do corpo e o Ida controla e domina o lado esquerdo. Em geral, quando o prana se movimenta por um desses dois nadis, todos os outros nadis a ele associados também estão ativos. A natureza do lado direito do corpo é pitta e a do lado esquerdo é kapha. Os homens, qualquer que seja a sua prakruti (constituição natal), em geral tendem a ter uma energia um pouquinho mais pitta. As mulhseres, independentemente da constituição, tendem a ser mais kapha. Isso se deve ao funcionamento de Pingala e Ida.

Esses dois nadis serpenteiam em volta do nadi central, *Sushumna*. Cruzam-no quatro vezes, na altura do segundo, terceiro, quarto e quinto chakras (nas localizações tradicionais dos chakras segundo a Yoga, que *não são* as mesmas que as ocidentais). O sushumna é o nadi mais importante do corpo e se eleva — metaforicamente — no centro da coluna vertebral. Os seis chakras são ligados a esse nadi, que termina no topo da cabeça, ou seja, no *sahasrapadma chakra* — que não é um chakra do mesmo modo que os outros seis são chakras (ver Figura 9).

São esses os três nadis principais, que controlam todos os outros no corpo. O sushumna dá a energia básica (prana) ao corpo inteiro e usa os chakras para distribuir essa energia aos vários órgãos e glândulas endócrinas num nível sutil. É auxiliado nesse trabalho pelos nadis solar e lunar, respectivamente Pingala e Ida.Todos os métodos yogues, como o pranayama e os ásanas, trabalham com esses três nadis. A Kundalini Yoga trabalha primeiro com os nadis da direita e da esquerda e depois com o nadi central, mediante o desenvolvimento e a sutilização do udana vayu — o vento ascendente —, que deve resultar na ativação da *Prana Shakti*, ou energia prânica primordial. O equilíbrio de ojas e tejas no corpo e na mente colabora para isso. É a união de tejas e ojas que ativa a energia da Kundalini (Prana Shakti). Ela sobe então até o topo da cabeça. Depois, para efetuar a Realização de Deus (do Si Mesmo), essa "shakti" tem de voltar do topo da cabeça até o coração espiritual. Afirma-se que existe um nadi que cumpre especificamente essa função, o Brahmi nadi.

Não tenho o objetivo de, neste livro, detalhar as idéias e a filosofia da Kundalini Yoga. Entretanto, tenho de falar algo a respeito, pois esse fenômeno tem sido o objeto de inúmeros mal-entendidos. É enorme o número de pessoas que jura que já passou pelo "despertar da Kundalini". A experiência de sentir o udana prana subindo e descendo pela coluna é de fato bastante comum, mas não tem absolutamente nada que ver com a Prana Shakti ou Kundalini. Mesmo um despertar parcial da Kundalini resulta na aquisição de poderes sobrenaturais ou, por outro lado, em sérios desequilíbrios psicológicos. Em doze anos de prática de medicina energética, não encontrei ninguém em quem tivesse acontecido o primeiro processo, mas encontrei muitos que sofreram o segundo!

A Kundalini Yoga é um método de adoração do Deus Sem Forma sob a aparência da Mãe Divina. Se a sua prática não gira em torno disso (refiro-me aos que se dizem praticantes da "Kundalini Yoga"), você está sendo vítima de um mal-entendido ou de um sério engano. O livro *Tantric Yoga*[1], do Dr. Frawley, dá uma boa visão do "caminho da direita" da Kundalini Yoga tântrica, ao passo que a trilogia[2] do Dr. Svoboda apresenta uma visão correta do "caminho da esquerda" dessa mesma Yoga.

Em última análise, a ajuda que um massagista pode dar a uma pessoa pelo trabalho sobre os nadis é insignificante em comparação com o trabalho que a pessoa pode fazer por si mesma. Todo sistema de cura natural chega sempre a esse mesmo ponto: a responsabilidade da pessoa por si mesma. A prática regular da meditação ou do pranayama é muito mais benéfica, a longo prazo, do que uma série de sessões de trabalho corporal. Por isso, é nosso dever encorajar as pessoas a fazer algum tipo de trabalho consigo mesmas. O trabalho corporal é bom para ajudar as pessoas a adotar um estilo de vida correto ou a eliminar problemas decorrentes de situações externas ou dos maus hábitos do passado. No Ayurveda, a terapia de

---

1. Frawley, Dr. David, *Tantric Yoga and the Wisdom Goddesses*. Salt Lake City, UT: Passage Press, 1994.
2. Svoboda, Dr. Robert, *Aghora: At the Left Hand of God*. Albuquerque, NM: Brotherhood of Life Publishing, 1986.
_____, *Aghora II: Kundalini*. Albuquerque, NM: Brotherhood of Life Publishing, 1993.
_____, *Aghora III: The Law of Karma*. Albuquerque, NM: Brotherhood of Life Publishing, 1997.

massagem, como todas as terapias ayurvédicas, deve ao fim e ao cabo ensinar o cliente a adotar um regime diário de vida que já seja por si só uma prevenção contra as doenças.

Os Nadis Centrais

1. Sushumna — vai da base da coluna até o topo da cabeça. Faculta o movimento ascendente do prana puro que nutre o corpo inteiro.
2. Alambusha — vai do começo do Sushumna até o ânus. É a via de saída pela qual o prana impuro é eliminado do corpo.

Os Nadis da Direita

3. Kuhu — vai da base da coluna até o segundo chakra e depois dirige-se até a extremidade do pênis ou da vagina. Leva o prana aos sistemas reprodutivo e urinário.
4. Varuna — vai da base da coluna até o quarto chakra, de onde divide-se para espalhar o prana pelo corpo todo. Diz-se que existe em toda parte.
5. Yashasvati — vai da base da coluna até o terceiro chakra, na altura do umbigo, de onde dirige-se para o braço direito e a perna direita. Leva o prana aos membros e permite a movimentação destes.
6. Pusha — vai da base da coluna até o sexto chakra, o "terceiro olho", de onde dirige-se ao olho direito, alimentando-o de prana.
7. Payasvini — vai da base da coluna até o sexto chakra, o "terceiro olho", de onde dirige-se ao ouvido direito, alimentando-o de prana.
8. Pingala — vai da base da coluna até o sexto chakra, o "terceiro olho", de onde dirige-se à narina direita, alimentando-a de prana.

Os Nadis da Esquerda

9. Visvodhara — vai da base da coluna até o terceiro chakra, na altura do umbigo, de onde dirige-se à região do estômago, alimentando-a de prana.
10. Hastijihva — vai da base da coluna até o terceiro chakra, na altura do umbigo, de onde dirige-se ao braço esquerdo e à perna esquerda. Leva o prana aos membros e permite a movimentação destes.
11. Saraswati — vai da base da coluna até o quinto chakra, na garganta, de onde dirige-se à língua e à boca, alimentando-as de prana.
12. Gandhari — vai da base da coluna até o sexto chakra, o "terceiro olho", de onde dirige-se ao olho esquerdo, alimentando-o de prana.
13. Shankhini — vai da base da coluna até o sexto chakra, o "terceiro olho", de onde dirige-se ao ouvido esquerdo, alimentando-o de prana.
14. Ida — Vai da base da coluna até o sexto chakra, o "terceiro olho", de onde dirige-se à narina direita, alimentando-a de prana.

Examinando esses nadis, vemos que oito deles existem aos pares. O Ida e o Pingala conduzem o prana para dentro e para fora das passagens nasais e controlam o sentido do olfato. O Shankhini e o Payasvini controlam os ouvidos e o sentido da audição. O Gandhari e o Pusha controlam os olhos e o sentido da visão. O Hastijihva e o Yashasvati controlam a atividade motora dos membros e, portanto, o movimento.

Os outros seis nadis controlam os outros sentidos e atividades motoras. Saraswati controla o paladar e a língua; Visvodhara controla o sistema digestivo e a capacidade de digerir; Kuhu controla os sistemas reprodutor e urinário; Varuna controla a respiração, a circulação, a pele e o sentido do tato; Alambusha controla a atividade de eliminação. Já Sushumna controla o sistema nervoso e o corpo inteiro; contém em si todos os outros nadis, pois é o pilar axial do corpo sutil (os corpos etérico, astral e mental do sistema ocidental).

Como Tratar os Nadis

Na massagem ayurvédica, o uso principal que se dá aos nadis é o de pacificar a atividade motora e os cinco sentidos. Essas duas coisas são controladas pelo vata dosha (vayu). Os textos clássicos do Ayurveda asseveram que vata é responsável pela maioria das doenças. Tratando o sistema de nadis, empregamos um meio direto para a pacificação de vata. *Esta é uma das funções mais importantes da massagem na terapia ayurvédica.*

Essa forma de massagem chama-se *Abhyanga* e insere-se habitualmente na categoria de massagem geral. Abhyanga também significa as massagens que podemos fazer todos os dias no contexto de um regime ayurvédico global. Significa ainda a massagem enquanto método terapêutico preventivo, ou seja, um método de equilíbrio ou pacificação dos três doshas. Pelo uso consciente dos nadis na massagem, você pode chegar a um método de pacificação de vata (o que inclui a pacificação dos sentidos e da atividade motora) e de prevenção de doenças.

A outra forma de terapia de massagem no Ayurveda chama-se *Snehana*. O Snehana é, na verdade, uma parte do Pancha Karma e, como dissemos na Introdução, diz respeito principalmente à aplicação de óleo, não à massagem em si. Embora seja possível trabalhar os nadis no Snehana, isso não é conveniente. O Snehana é um processo integral do qual as massagens feitas com óleo não são senão uma parte. Portanto, o tratamento dos nadis insere-se na categoria de Abhyanga.

Tratamentos

1. Sushumna — Aplique óleo quente ao topo da cabeça com movimentos circulares leves no sentido horário (óleo de Brahmi).
2. Alambusha — Não é correto tratar esse nadi em outras pessoas. Para o autotratamento, lave-o diariamente e aplique óleo de gergelim.
3. Kuhu — não é correto tratar esse nadi em outras pessoas. Para o autotratamento, lave-o diariamente e aplique óleo de gergelim.
4. Varuna — Todas as técnicas de massagem colaboram para o tratamento deste nadi. A massagem com óleo é a mais eficaz para o tratamento da pele enquanto órgão do sentido do tato. A quantidade e o tipo de óleo dependem da constituição (prakruti).
5. Yashasvati — Aplique óleo quente às palmas das mãos e às solas dos pés diariamente. Use o óleo de acordo com a prakruti.
6. Pusha — Umedeça uma bolinha de algodão em *triphala ghee,* ou numa decocção de *triphala,* ou em chá de camomila, e coloque a bolinha molhada — a ponto de pingar um pouquinho — sobre os olhos enquanto faz o resto da massagem. Ou senão, aplique um pouquinho de óleo e uma leve pressão aos pontos situados acima dos olhos — nas sobrancelhas.
7. Payasvini — Use um conta-gotas para pingar duas gotas de óleo no ouvido (óleo de Brahmi ou de gergelim). Ou senão, molhe o dedo no óleo e aplique-o levemente dentro do ouvido. Massagear a orelha toda também é bom.
8. Pingala — Use um conta-gotas para pingar duas gotas de óleo dentro da narina (óleo de Brahmi ou de gergelim). Ou senão, aplique um pouquinho de óleo e faça uma leve pressão ao lado da narina.
9. Visvodhara — Faça uma massagem de óleo quente na região do abdômen. Use o óleo de acordo com a prakruti da pessoa.
10. Hastijihva — Aplique óleo quente às palmas das mãos e às solas dos pés diariamente. Use o óleo de acordo com a prakruti da pessoa.
11. Saraswati — Aplique um pouco de óleo na região da garganta e da mandíbula. Uma massagem leve nos lados da garganta e nos músculos do maxilar serve para tratar este nadi, bem como a massagem na parte de trás do pescoço. No autotratamento, convém limpar a língua todos os dias.
12. Gandhari — O mesmo que Pusha.
13. Shankhini — O mesmo que Payasvini.
14. Ida — O mesmo que Pingala.

Um dos métodos mais importantes de tratamento dos nadis é a rotina diária de manutenção. Essa rotina diz respeito principalmente à higiene e ao correto uso dos sentidos. A sobrecarga dos sentidos é uma das principais causas de doenças. A terapia de massagem é muito eficaz para o combate ao mau uso ou à sobrecarga dos sentidos. No entanto, você deve começar por cuidar de si mesmo. Na qualidade de terapeutas, temos de usar com consciência não somente a mente, mas também os outros órgãos dos sentidos. Esse fator é muitas vezes subestimado ou deixado de lado. *Não cometa esse erro!*

Os órgãos dos sentidos, entre os quais se incluem as qualidades sensoriais sutis da mente, são, a longo prazo, a chave da boa saúde. O uso excessivo desses órgãos provoca a perturbação de vata no corpo inteiro, e isso resulta em doenças. Em última análise, é o mau uso dos sentidos que, associado ao descontrole dos desejos, acaba por criar os vasanas e samskaras (impressões guardadas — ver o Capítulo 3).

Essas impressões latentes são diretamente responsáveis pela ignorância — refiro-me aqui à ignorância em todos os níveis, desde o nível mundano do corpo físico — ou seja, a ignorância é a causa das doenças — até a ignorância da nossa verdadeira natureza imortal. Logo, o controle e a manutenção correta dos sentidos e de seus órgãos — e, portanto, dos nadis e dos pranas — é essencial para a saúde física, mental e espiritual.

Os regimes ayurvédicos insistem fortemente nesse tipo de manutenção. Recomendo que você integre esses métodos à sua própria vida antes de apresentá-los aos seus clientes. Os pontos básicos são a limpeza diária, a estimulação correta — jamais excessiva — e a nutrição. A massagem com óleo é um dos mais importantes métodos de nutrição nos regimes diários prescritos pelo Ayurveda. Os óleos naturais, extraídos a frio, contêm quantidades elevadíssimas de vitaminas, minerais e nutrientes. A pele, como você já sabe, é um órgão de assimilação e está relacionada ao sentido do tato. O óleo nutre o corpo inteiro por meio do sistema de nadis regido por Varuna (o Varuna nadi é, na verdade, um sistema extremamente complexo de canais minúsculos que se espalham pelo corpo inteiro).

Um dos principais fatores do cuidado consigo mesmo é o cuidado com as narinas. Como as narinas são os pontos finais de Ida e Pingala (e estes são os esteios sobre os quais se apóiam todos os outros nadis), elas são o ponto mais importante do corpo para o tratamento. A limpeza e a nutrição diária das vias nasais sempre ocupou lugar de honra nos regimes de saúde da Yoga e do Ayurveda — e agora você já sabe por quê. Depois da limpeza — que é feita com a cabeça inclinada para trás e para os lados, sendo as narinas lavadas pela passagem de uma corrente de água morna salgada —, as vias nasais podem ser nutridas com óleo. Pingue as gotas diretamente no nariz. Quando esse processo é feito diariamente, o cérebro fica nutrido e o vata dosha permanece equilibrado. Um simples conta-gotas e um pequeno frasco de óleo de gergelim são os instrumentos de que você necessita para conter o humor vata em suas viagens — pingue três ou quatro gotas em cada narina antes e depois de viajar.

As outras formas de nutrição são o silêncio, o contato direto com a natureza, o amor, alimentos saudáveis ingeridos em quantidades moderadas e a meditação. A forma mais elevada é o não-pensar: desidentificar-se dessa corrente perpétua de palavras e imagens individuais que se chama "pensamento". O não-pensar permite que a sua verdadeira natureza se manifeste, dissipando a ignorância e trazendo em sua esteira a felicidade e a saúde. Para chegar a isso, você pode meditar sobre o prana e sobre a consciência que lhe é inerente.

> *"Contemplo aquela consciência infinita que é a presença que habita no prana, mas que nem é idêntica ao prana nem diferente dele. Contemplo aquela consciência que é o prana do prana, que é a vida da vida, que é a única responsável pela preservação do corpo; que é a mente da mente, a inteligência do intelecto, a realidade do sentido do ego. Saúdo essa consciência que é a fonte de prana e apana, que é a energia de prana e apana, que permite que os sentidos exerçam suas operações."* [3]

---

3. *Yoga Vasistha*, "*The Supreme Yoga*", Vols. I e II. Trad de Swami Venkatesananda. Shivanandanagar, Uttar Pradesh, Índia: Divine Life Society, 1991. Vol. I, p. 370.

6 Os Marmas — Os Pontos Prânicos Sutis do Corpo

> *"Os pranas que impregnam o corpo e dão poder e movimento aos olhos e aos outros sentidos constituem o invólucro vital (pranamayakosha). Não são o Si Mesmo, pois não são dotados de consciência."*
>
> — Pancadasi, III-5

Segundo a lenda, existe uma árvore perto do Monte Meru que nunca é destruída ao final de cada ciclo de tempo. Quando o Senhor Shiva, na qualidade de Nataraj, começa a dança da destruição, os sete mundos e tudo quanto eles contêm são destruídos. O novo ciclo começa quando o Senhor da Criação, Brahma, canta o cântico da criação. Bem, todas as coisas são destruídas ao final de cada ciclo, com exceção dessa única árvore e do seu morador — Bushunda, o Corvo.

Bushunda e sua árvore recolhem-se em seus corpos sutis (dos quais o corpo astral é uma parte) e subsistem neles até a recriação do mundo. Bushunda, desse modo, já viveu por um número infinito de ciclos de tempo e é o mais sábio de todos os seres vivos. Foi ele quem ensinou a Vasistha, o imortal vidente e profeta védico, a ciência do prana — da imortalidade. Pelo domínio do prana alcançam-se todos os poderes e a própria imortalidade. É pelo conhecimento e pela compreensão do movimento do prana nos nadis que o prana pode ser dominado. As portas que levam aos nadis são três: a mente, a respiração (o prana) e os marmas. Eis o que diz Bushunda:

> *"Bem no meio deste corpo estão os sutis ida e pingala. Existem três rodas semelhantes a flores de lótus. Essas rodas são compostas de ossos e carne. Quando o ar vital molha as rodas, as pétalas (ou raios) dessas rodas de lótus começam a vibrar. Os ares vitais expandem-se em virtude dessa vibração. Com isso, esses nadis irradiam para cima e para baixo. Os sábios chamam esses ares vitais por diferentes nomes — prana, apana, samana, udana e vyana — em virtude da sua diversidade de funções. Essas funções tiram sua energia do centro psíquico principal, que é o lótus do coração.*

"Aquela energia que assim vibra no lótus do coração é chamada de prana: permite que o olho veja, a pele sinta, a boca fale, os alimentos sejam digeridos, e leva a cabo todas as funções do corpo. Tem duas funções diferentes, uma em cima e outra embaixo, e é então chamado respectivamente de prana e apana. Tenho devoção ao prana e ao apana, que jamais se cansam, que brilham no coração como o Sol e a Lua..." [1]

Eis aí uma descrição clássica de um marma na Yoga. Marma significa secreto, oculto. Os marmas são certos pontos do corpo que podem determinar a vida e a morte. São sítios anatômicos do corpo, e quase todos são compostos de carne e ossos. São elemento importantíssimo do Ayurveda e constituem um meio direto de tratamento dos nadis e do prana que circula por eles. Os três textos antigos que são os três pilares do Ayurveda — a *Caraka Samhita*, a *Sushruta Samhita* e o *Astanga Hrdayam* — falam todos sobre os marmas. O texto de Sushruta descreve-os extensamente, pois seu principal tema é a cirurgia. O conhecimento dos marmas era essencial para o cirurgião; além disso, todos os outros médicos conheciam-nos e conheciam a ameaça que eles representavam caso fossem feridos.

Os marmas são semelhantes aos pontos de pressão usados na reflexologia e na acupressura. Com efeito, é o sistema de marmas que deu origem a esses dois sistemas e à acupuntura. O uso deles no contexto do sistema ayurvédico aumenta muito a potência dos efeitos obtidos. O Dr. Ros, em seu livro [2], dá um bom apanhado da origem histórica e da natureza da acupuntura no Ayurveda. Os marmas, como os pontos de acupuntura, são medidos em dedos. São em número de 107 e classificados em seis categorias pelo Astanga Hrdayam:

"Marma é aquele ponto que apresenta dor e latejamento incomuns quando apertado. Os marmas (pontos vitais) são assim chamados porque causam a morte; e são os locais onde se encontram os músculos, ossos, tendões, artérias, veias e articulações. A vida reside neles em sua integridade (qualquer ferimento num desses pontos pode custar a vida). São classificados pela estrutura predominante que neles se encontra; sob este aspecto, existem seis tipos de marmas. Só são do mesmo tipo no que diz respeito a este único fator: são 'centros de vida'." [3]

---

1. *Yoga Vasistha*, "The Supreme Yoga", Vols. I & II. Trad de Swami Venkatesananda. Shivanandanagar, Uttar Pradesh, Índia: Divine Life Society, 1991. Vol. I, p. 367.
2. Ros, Dr. Frank, *The Lost Secrets of Ayurvedic Acupuncture*. Twin Lakes, WI: Lotus Press, 1994.
3. *Astanga Hrdayam*, Vols. I-III. Trad. de Murthy, K. R. Srikantha, Varanasi, Índia: Krishnadas Academy, 3ª. ed., 1996. Vol. I, pp. 427-8.

As seis categorias a que se refere Vagbhata, autor do Astanga Hrdayam, são as seguintes:

1. Mamsa marmas — predomina neles o tecido muscular.
2. Asthi marmas — predomina o tecido ósseo.
3. Snayu marmas — predominam os tendões e ligamentos.
4. Dhamani marmas — predominam as artérias.
5. Sira marmas — predominam as veias.
6. Sandhi marmas — predominam as articulações ósseas.

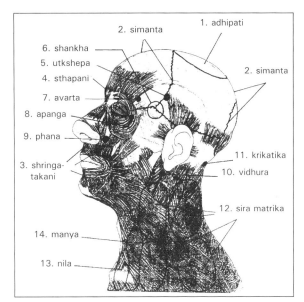

Figura 10

Os marmas definem-se, ainda, pela sua localização no corpo e o seu número:

1. Cabeça e pescoço: 37
2. Frente do Corpo: 12
3. Membros Superiores: 22
4. Parte de Trás do Corpo: 14
5. Membros Inferiores: 22
Total: 107 (ver as Figs. 10, 11, 12 e 13).

Os marmas também são classificados segundo os sinais que apresentam quando são feridos. Não vou dar essas informações aqui, pois são extremamente técnicas. Na verdade, é principalmente sobre isso que falam os textos antigos. No sentido medicinal, os marmas são extremamente importantes para o tratamento dos acidentes e ferimentos. Como são essas as principais informações transmitidas pelos textos ayurvédicos, os especialistas em medicina desportiva e os traumatologistas deveriam fazer pesquisas sobre esses assuntos nos textos mencionados acima. Não é esse, porém, o assunto deste livro.

Dou, a seguir, uma tabela que explica o uso terapêutico dos marmas. Convém memorizar os marmas principais. Não obstante, percebi que eu já

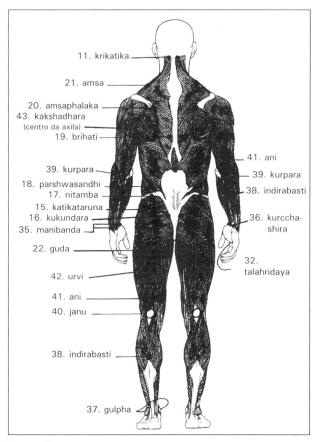

Figura 11

conhecia muitos marmas pela simples experiência de massagista. Os marmas não devem ser vistos como um sistema complicado e difícil, como o dos pontos de acupuntura. São pontos naturalmente sensíveis que você provavelmente já conhece pelas massagens que já fez. Foi isso que aconteceu comigo.

Se você tiver um mínimo de sensibilidade, já terá descoberto a existência de muitos desses pontos. Entretanto, o que o Ayurveda tem a lhe ensinar é a utilização *terapêutica* dos marmas. Comece usando aqueles que você já conhece; aprenda os nomes deles, suas funções e seus usos segundo o Ayurveda. Será fácil e divertido perceber que um ponto que você já conhecia tem uma função terapêutica diferente da que você imaginava.

Como já dissemos, os marmas são medidos em dedos. A unidade de medida é a largura do dedo *do paciente*, não do seu. As localizações são especificadas dessa maneira porque cada pessoa tem uma constituição física diferente, tem medidas e proporções diferentes. Em comparação com outros sistemas, os marmas também são diferentes porque podem ter uma largura de um a oito dedos — ou seja, muitas vezes indicam uma região do corpo, e não um simples ponto.

Na terapia de massagem, os marmas podem ser usados de três maneiras:
1. para tratar os nadis e, portanto, os pranas;
2. para tratar um órgão ou um sistema orgânico específico;
3. para tratar um desequilíbrio específico dos doshas.

A ordem e a numeração dos marmas são apresentadas aqui segundo um sistema que eu mesmo criei e que uso para ensinar. Esse sistema não corresponde exatamente à ordem tradicional. A maioria das informações sobre os marmas que vou apresentar agora vem do meu professor, o Dr. David Frawley, e do Dr. Subhash Ranade. A correlação deles com os cinco vayus fui eu mesmo que estabeleci. Na minha opinião, este sistema de nomeação, localização e descrição dos marmas é o mais preciso. Existem outros sistemas, especialmente no sul da Índia e no Sri Lanka. O sistema do sul da Índia não difere do nosso em natureza, mas em terminologia. O do Sri Lanka é diferente em função da forte influência budista, que aliás reflete-se em todas as formas de Ayurveda que se empregam naquele país.

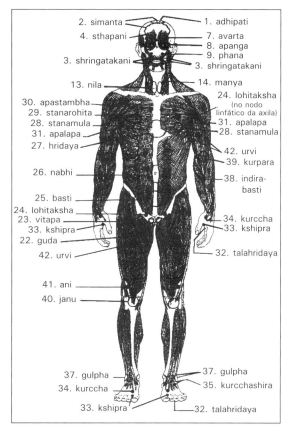

Figura 12

Os Marmas — Os Pontos Prânicos Sutis do Corpo 69

Cabeça e Pescoço *(Lembre-se que as medidas são dadas em dedos — a largura do dedo.)*

Nº	Nome e Tamanho	Qt//	Local	Composição	Uso no Tratamento
1	Adhipati 4 dedos	1	topo da cabeça	juntura do crânio	controle da mente, dos nervos e do prana vayu
2	Simanta linear	5	nas junturas dos ossos do crânio	junturas do crânio	controle dos nervos e do prana vayu
3	Shringatakani meio dedo	4	palato mole	sangue	controle dos nervos e do prana vayu
4	Sthapani meio dedo	1	entre as sobrancelhas	vasos sangüíneos	controle da mente, dos nervos, das glândulas endócrinas e do prana vayu
5	Utkshepa meio dedo	2	acima do Shankha	ligamento	controle do intestino grosso e do apana vayu
6	Shankha 2 dedos	2	na têmpora entre o ouvido e Apanga	osso	controle do intestino grosso e do apana vayu
7	Avarta meio dedo	2	acima e ao lado das sobrancelhas	articulação	controla a visão, alochaka pitta e prana vayu
8	Apanga meio dedo	2	cantos dos olhos	vasos sangüíneos	controla a visão, alochaka pitta e prana vayu
9	Phana meio dedo	2	ambos os lados das narinas	vasos sangüíneos	controla os sínus e o prana vayu
10	Vidhura meio dedo	2	abaixo de ambas as orelhas	tendão	controla a audição e equilibra o prana vayu
11	Krikatika meio dedo	2	junção da cabeça com o pescoço	articulação	alivia as tensões da cabeça e do pescoço e controla o udana vayu
12	Sira Matrika 4 dedos	8	4 artérias em cada lado do pescoço	artérias	circulação do sangue entre cabeça e coração, vyana vayu
13	Nila 4 dedos	2	em cada lado da laringe	vaso sangüíneo	circulação, rouquidão, udana vayu
14	Manya 4 dedos	2	atrás do Nila	vaso sangüíneo	controle da circulação sangüínea e do vyana vayu

Parte de Trás do Corpo

15	Katikataruna meio dedo	2	nas nádegas no centro do quadril	osso	controle do tecido adiposo e do vyana vayu
16	Kukundara meio dedo	2	ao lado do sacro, acima e atrás do osso ilíaco	articulação	controle do segundo chakra (sexual) e do apana vayu
17	Nitamba meio dedo	2	4 dedos acima do Kukundara a um ângulo de 45°	osso	controla os rins e o apana vayu
18	Parshwasandhi meio dedo	2	2 dedos acima de Nitamba	vaso sangüíneo	controla as supra-renais e as glândulas endócrinas, o prana vayu e o samana vayu
19	Brihati meio dedo	2	entre a 7ª e a 8ª vértebras torácicas	vaso sangüíneo	controla o 3º chakra e o samana vayu
20	Amsaphalaka meio dedo	2	nas omoplatas acima de Brihati	osso	controle do quarto chakra, do prana vayu e do vyana vayu
21	Amsa meio dedo	2	4 dedos acima de Amsaphalaka, entre os ombros e o pescoço	ligamento	controle do quinto chakra e do udana vayu

Parte da Frente do Corpo

Nº	Nome e Tamanho	Qt//	Local	Composição	Uso no Tratamento
22	Guda 4 dedos	1	em volta do ânus	muscular	Controle do primeiro chakra, dos sistemas reprodutor, urinário e menstrual e do apana vayu
23	Vitapa 1 dedo	2	2 dedos abaixo de Lohitaksha, na raiz do escroto	músculo e ligamentos	trata a impotência, esterilidade, hérnia, constipação, problemas menstruais e o apana vayu
24	Lohitaksha meio dedo	4	nos nódulos linfáticos da virilha e das axilas	vasos sangüíneos	trata o sistema linfático, a circulação e o vyana vayu
25	Basti 4 dedos	1	na parte de cima do osso púbico	ligamento	controla kapha e vyana vayu
26	Nabhi 4 dedos	1	em volta do umbigo	ligamento	controle do intestino delgado, pachaka pitta e samana vayu
27	Hridaya 4 dedos	1	meio do esterno	vaso sangüíneo	controle de sadhaka pitta e vyana vayu
28	Stanamula 2 dedos	2	logo abaixo dos mamilos	vasos sangüíneos	trata o coração, a pressão sangüínea (alta ou baixa), a circulação, sadhaka pitta e vyana vayu
29	Stanarohita meio dedo	2	2 dedos acima de Stanamula	muscular	trata os seios, aumenta a produção de leite, controla prana vayu e vyana vayu
30	Apastambha meio dedo	2	entre os mamilos e as clavículas	vasos sangüíneos	trata problemas de pulmão e vyana vayu
31	Apalapa meio dedo	2	do lado de fora de Stanamula	vasos sangüíneos	controla a circulação sangüínea dos braços e vyana vayu

Membros Superiores e Inferiores

32	Talahridaya meio dedo	4	no centro das palmas das mãos e das solas dos pés	muscular	estimula os pulmões, o coração (um pouco) e vyana vayu
33	Kshipra meio dedo	4	entre o polegar e o indicador; entre os dois primeiros dedos dos pés	tendões	estimulação do coração, de prana vayu e vyana vayu
34	Kurccha 1 dedo	4	2 dedos acima de Kshipra, na raiz do polegar ou do dedo maior do pé	tendão	os dos pés controlam alochaka pitta, os das mãos controlam prana vayu
35	Manibanda 1 dedo	4	logo abaixo da articulação do pulso; na frente da articulação do tornozelo	tendão	estimulação do estômago, de pachaka pitta e samana vayu
36	Kurcchashira 2 dedos	2	na articulação do pulso	articulação	trata o pulso, estimula os nervos e vyana vayu
37	Gulpha 2 dedos	2	na articulação do tornozelo	articulação	trata os tornozelos, dor ciática, artrite e vyana vayu
38	Indirabasti meio dedo	4	no meio do antebraço e no meio da panturrilha	muscular	estimulação de Agni, do intestino delgado, pachaka pitta e samana vayu
39	Kurpara 3 dedos	2	no cotovelo	articulação	estimulação do fígado, do baço, ranjaka pitta e samana vayu
40	Janu 3 dedos	2	no joelho	articulação	estimulação do fígado, do baço, ranjaka pitta e samana vayu
41	Ani meio dedo	4	nos braços e nas pernas, 3 dedos acima de Kurpara e Janu	tendão	estimulação dos rins e de apana vayu
42	Urvi 1 dedo	4	no meio dos braços e das coxas	vasos sangüíneos	estimulação do metabolismo da água, de vyana vayu e apana vayu
43	Kakshadhara 1 dedo	2	2 dedos acima de Lohitaksha, nas articulações dos ombros	ligamento	trata os ombros e vyana vayu

Os Marmas — Os Pontos Prânicos Sutis do Corpo

Métodos de Tratamento

Os principais métodos de tratamento dos marmas são a pressão, a massagem circular e o uso de óleo e de óleos essenciais. Também podem ser tratados pelo calor. São pontos extremamente delicados e não devem ser estimulados com força nem de maneira agressiva. Do mesmo modo, a pressão deve ser aplicada lentamente, com uma força crescente. A presença mental do terapeuta é de capital importância. A respiração é um elemento crucial de todas as técnicas de massagem, mas especialmente na massagem dos marmas, pois eles são meios direto de acesso ao prana do paciente.

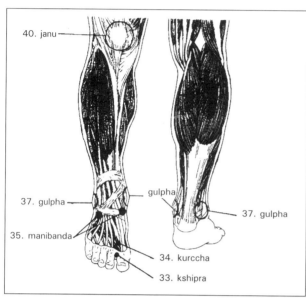

Figura 13

Respiração

A respiração é o principal método de tratamento dos marmas, por isso será apresentada em primeiro lugar. É pela respiração, principalmente, que o prana entra no corpo. Pelo uso consciente da respiração, podemos aumentar a quantidade de prana que projetamos sobre o nosso cliente. Isso acontece de qualquer maneira, quer você saiba, quer não. Por isso, a pessoa inteligente faz uso desses movimentos da natureza para aumentar a eficácia do seu trabalho.

O prana entra no corpo na inalação (prana vayu) e sai do corpo na exalação do ar (apana vayu). Essa polarização acontece o tempo todo. Além disso, o nadi predominante na hora da sessão também influencia a natureza do prana — solar ou lunar — projetado pelo terapeuta. Quando o prana é projetado conscientemente, ele pode assumir as qualidades de outros pranas que não simplesmente o apana vayu. Para fazer isso, "torne-se" você mesmo a qualidade que quer projetar — não se limite a "pensar" nela. Se quiser, por exemplo, projetar um prana quente para estimular e ativar um determinado marma, "sinta" em você mesmo a qualidade de samana vayu, que é ígneo por natureza. Para tanto, você pode "se sentir" quente ou imaginar-se no meio de uma fogueira.

Outro exemplo: digamos que você queira usar um prana frio e tranqüilizante, como o vyana vayu, para harmonizar um marma. Para fazer isso, "sinta" a unidade proporcionada por vyana vayu. Vyana une, contém e harmoniza. Sua natureza é fria e feminina. "Sinta" a frieza da água, que envolve e contém as coisas, como se você estivesse sentado numa piscina natural de água bem fria. Mantenha na mente essa imagem ao inspirar e expirar.

Para fazer isso, você também pode controlar a narina pela qual inspira. Se tiver essa capacidade de controle sobre a inalação do ar, inspire pela narina esquerda para acumular e transmitir um prana frio e lunar, e pela narina direita para acumular e transmitir um prana quente e solar.

Todas as expirações devem ser feitas pela boca. Isso tem relação com a natureza ativa do ato de dar algo a alguém. A exalação do ar pelo nariz não permite uma tão grande transmissão de prana para o cliente, pois nela os nadis ficam fechados. A respiração nasal é adequada para a meditação, a prática de ásanas ou qualquer outra atividade que você faça só para você mesmo. Quando você fala com alguém, sua boca se abre. O mesmo vale para a comunicação do prana. Os nadis Hastijihva e Yashasvati se abrem nas palmas das mãos para transmitir mais prana quando a boca se abre para exalar o ar. É assim que as pessoas que falam demais esgotam toda a sua energia.

Para aprender a respirar corretamente e transmitir o prana, siga as etapas especificadas no exercício dois do Capítulo 3, com uma única diferença — expirar pela boca. Respirando dessa maneira, você não esgotará seu prana; transmitirá um prana de melhor qualidade (prana vayu e vyana vayu), que promoverá mais a saúde do cliente; e estará mentalmente presente no trabalho. É evidente que é preciso ter prática, mas isso não é difícil para quem tem alguma experiência de hatha-yoga ou meditação. Para saber mais sobre o uso consciente do prana nas sessões terapêuticas, consulte o livro *Prana: The Secret of Yogic Healing*.*

Quando você tocar o marma com suas mãos, aplicando pressão sobre ele ou massageando-o, expire o ar, consciente de que o prana está saindo da sua mão ou dos seus dedos. Esse simples acréscimo há de multiplicar tremendamente o efeito terapêutico de suas massagens. Os terapeutas mais experientes são capazes inclusive de controlar a *qualidade* do prana que transmitem para o paciente, de acordo com as necessidades deste. Refiro-me aqui às qualidades estimulante, tranqüilizante, penetrante, dissipante,

---

* *Prana: O segredo da cura pela yoga*, publicado pela Editora Pensamento, São Paulo, 1998.

coagulante e outras que podem servir para tratar o marma. Esta técnica deve ser aplicada em todas as fases da massagem, mas especialmente no tratamento dos marmas.

Pressão

Aplica-se pressão sobre os marmas como se faz em qualquer outra terapia de pressão. Primeiro, o terapeuta encontra o marma, localizando um ponto onde os tecidos estão doloridos, duros, delicados ou sensíveis. Aplica-se então a pressão em quantidade crescente. A respiração consciente é importante. Deve-se expirar com a consciência de que o prana está saindo de suas mãos e entrando no marma. Quando você chegar a um grau de pressão que cause dor ou desconforto à pessoa, faça pequenos movimentos circulares no sentido anti-horário para dissipar a tensão formada no ponto.

Em geral, os movimentos circulares no sentido horário energizam e estimulam os marmas (ou o corpo) e os movimentos no sentido anti-horário dissipam e espalham o prana bloqueado ou estagnado. Há massagistas que só fazem círculos no sentido horário; não há nada de errado com essa técnica, cujos resultados também são positivos. Eu, porém, prefiro trabalhar de maneira mais precisa (como você já deve ter percebido!) e não vejo mal algum em usar a nosso favor os princípios básicos da natureza. Exemplo disso é o uso dos movimentos circulares horários e anti-horários sobre o corpo.

O segredo da aplicação da terapia de pressão sobre os marmas está em ir devagar até o paciente sentir dor e depois aplicar mais um pouquinho — devagar. Muitas vezes, só aplico a pressão, sem fazer movimento algum. Nos pontos que estão muito duros e tensos, aplico a pressão e mantenho-a por dois ou três minutos. Então, paro por dois ciclos completos da minha respiração e volto a aplicar pressão. Faço isso tantas vezes quantas sejam necessárias para curar o marma. Se você transmitir o prana conscientemente, verá que o ponto será curado na metade do tempo normal. Se, depois de três ciclos de aplicação, o ponto não melhorar, deixo-o de lado por dez minutos e depois volto. Também este processo posso repetir várias vezes.

Para todos os métodos descritos neste livro, o uso de qualquer espécie de força não é só prejudicial, é proibido. O uso da força — ou seja, a estimulação forçada de tecidos ou marmas, que você faz *porque isso lhe parece adequado* — é uma forma flagrante de violência. É verdade que existem casos que pedem a massagem vigorosa dos tecidos profundos. Não é disso que estou falando. Estou fazendo uma importante distinção entre o processo pelo qual o corpo libera naturalmente suas tensões e sua dor, por um lado, e o hábito de certos terapeutas de forçar esse processo, por outro. Todo massagista experiente e sensível já sabe do que estou falando e conhece também o mal que disso pode resultar para o relacionamento entre paciente e terapeuta e para o processo de cura do cliente.

As massagens violentas e forçadas também fazem mal ao próprio massagista. São sinal de falta de autoconsciência e harmonia interior. Profissionalmente, isso resulta na acumulação dos karmas dos pacientes — especialmente dos karmas que se refletem em doenças. Se você tem ficado doente ou deprimido ao trabalhar com as pessoas, é hora de examinar atentamente a sua maneira de trabalhar. A conclusão a que você necessariamente chegará é que é o seu ego que está fazendo força demais. O amor é incompatível com o ego. Quando há força em excesso, não há amor. No universo inteiro, não há força de cura mais poderosa do que o amor. A intromissão do ego (do egoísmo) na sessão de massagem não é só uma imposição da sua vontade sobre a outra pessoa; também é algo que impede você mesmo de receber amor, quem sabe dentro do próprio contexto profissional.

As Massagens Circulares

Como já dissemos, existem dois tipos de movimento circular — no sentido horário e no sentido anti-horário. Os círculos no sentido horário têm o poder de carregar, energizar e estimular os marmas deficientes ou de "baixa energia". Os movimentos no sentido anti-horário servem para dissipar a energia estagnada ou bloqueada num marma. A projeção consciente do prana durante a massagem é muito importante, pois aumenta a eficácia da própria massagem.

O método que prefiro empregar consiste em encontrar o ponto, localizar o seu centro e aplicar movimentos rápidos e leves no sentido anti-horário, partindo do centro em direção à periferia. Chegando ao perímetro, ao limite exterior do marma, passo a aplicar os mesmos movimentos circulares rápidos e leves, mas no sentido horário e voltando da periferia para o centro. Esse processo pode ser feito diversas vezes — três vezes é uma boa pedida. Uso-o como método geral de tratamento para todos os marmas.

No caso do marma deficiente... mas acho que a esta altura você já está se perguntando o que é o marma deficiente e o que é o marma estagnado! Preciso dar uma explicação específica, não é? O marma deficiente é aquele que está perdendo prana ou que está sem capacidade de absorver prana. O marma estagnado é aquele que nem absorve nem libera prana, aquele cuja atividade energética está parada.

Eis como distinguir um do outro.

Os marmas deficientes são moles, dolorosos na superfície, sensíveis, elásticos e frios; a área ao redor deles é fria e solta; o tônus muscular é baixo.

Os marmas estagnados são duros, dolorosos num nível profundo, sensíveis à pressão forte, firmes, quentes ou mornos; a área ao redor é sensível e macia.

Em essência, os dois tipos de marmas precisam ser carregados ou energizados. Entretanto, isso funciona melhor se os marmas estagnados forem "abertos e purificados" antes da energização. Por isso, no caso dos pontos bloqueados ou estagnados, é melhor aplicar vigorosos movimentos no sentido anti-horário por alguns minutos antes de tentar estimulá-los com movimentos no sentido horário. O contrário vale para os marmas deficientes: o melhor é primeiro estimulá-los por alguns minutos com movimentos no sentido horário. Todos os movimentos devem ter pressão variável segundo a necessidade, e devem ser rápidos e vigorosos. Os marmas estagnados precisam de uma pressão mais forte do que os deficientes. Tome cuidado: além destas informações, leve em conta também o lugar do corpo onde está fazendo a massagem. Um marma localizado na cabeça não aceita uma pressão tão forte quanto a que pode ser recebida por um marma localizado na perna ou no braço, pois a estrutura óssea proíbe a penetração profunda.

Os Óleos e Óleos Essenciais

Como vou falar sobre os óleos num capítulo à parte, só vou mencioná-los sucintamente aqui. Os óleos essenciais são mais concentrados e, muitas vezes, mais fortes, e portanto mais adequados para o tratamento isolado de um marma — quando você está com dor de cabeça, por exemplo, e quer fazê-la parar. Nesse tipo de tratamento sintomático, os óleos essenciais são o melhor tipo de óleo. São mais concentrados e na maioria das vezes — nem sempre, porém — têm um poder de penetração mais profundo. Acho-os extremamente eficazes para a aplicação tópica ou no caso do exemplo dado acima.

Costumo misturar os óleos essenciais aos óleos de massagem, e é esse o principal uso que lhes dou. Trata-se, evidentemente, de uma simples preferência pessoal, que não implica num limite das possibilidades de ação terapêutica desses óleos. Aliás, posso indicar-lhe vários bons livros que tratam desse assunto. Os melhores são o livro clássico de Melanie Sachs[4]

---

4. Sachs, Melanie, *Ayurvedic Beauty Care*. Twin Lakes, WI: Lotus Press, 1994.

e a obra inovadora de Light e Bryan Miller[5]. A todos os que se interessam pelo uso de óleos essenciais, aconselho-os a usarem-nos nos marmas, pois isso aumenta bastante a eficácia do tratamento.

O óleo é uma espécie de panacéia. Edgar Cayce, ocultista e curandeiro que trabalhou nos Estados Unidos no começo do século XX, usava compressas quentes de óleo de rícino para tratar uma enorme variedade de males e doenças — com bastante êxito, devo acrescentar. O Ayurveda conhece esse tipo de tratamento há milhares de anos.

No que diz respeito aos marmas, o óleo deve ser usado, em primeiro lugar, segundo a necessidade terapêutica — ou seja, segundo os fatores prakruti, dosha, sistema (srota) e órgão, nessa ordem. Se você estiver curando uma doença específica, esse fator — a doença — pode entrar logo depois do dosha. O óleo deve estar sempre quente, ou pelo menos morno. Com isso, os poros da pele se abrem e ele pode ser absorvido mais facilmente. Deve ser aplicado com as técnicas de massagem delineadas acima, que farão com que ele penetre mais fundo no marma. O óleo é uma substância benéfica para a nutrição dos nadis e dos marmas. Serve para o fortalecimento do corpo e, como tal, insere-se na categoria dos meios terapêuticos de fortalecimento.

Por isso, se o cliente estiver muito fraco ou doente, recomenda-se a massagem dos marmas com óleo. Pode-se pingar o óleo quente sobre o ponto e deixá-lo lá por algum tempo antes de começar a massagem. Esse método me parece às vezes bastante eficaz, pois permite que o paciente se solte e relaxe antes que comece a massagem do marma propriamente dito. Também o óleo deve ser massageado com movimentos circulares cada vez mais vigorosos. A massagem com óleo deve ter igualmente por base a projeção consciente do prana, que dá mais poder ao próprio óleo e abre o marma para receber mais óleo e mais energia de cura.

---

5. Miller, Dr. Light & Dr. Bryan, *Ayurveda & Aromatherapy*. Twin Lakes, WI: Lotus Press, 1995.

7 As Diversas Espécies de Toque

> *"O desapego, o perdão e a generosidade são produtos de sattva. O desejo, a ira, a avareza e o esforço são produtos de rajas. A letargia, a confusão e a sonolência são produtos de tamas. Quando sattva opera na mente, adquire-se mérito; quando rajas opera, adquire-se demérito; quando tamas opera, não se adquire nem mérito nem demérito, mas a vida é desperdiçada e transforma-se em nada."*
>
> — Pancadasi, II-13-16

Quando você toca numa pessoa, envia-lhe uma mensagem clara de maneira não muito sutil. Como é que você vem se comunicando com as pessoas por meio do toque? Quando você toca numa pessoa, o seu "ser" entra nela, com a ajuda do prana.

A qualidade da nossa comunicação, das mensagens que enviamos, depende do nosso estado, de quanto "trabalho" já fizemos em nós mesmos. Daí a importância da meditação e das orientações espirituais do Ayurveda. Não quero dizer que você tenha de seguir a filosofia ou a religião hindus. Quero dizer, isto sim, que, antes de mais nada, você deve ter consciência do que está acontecendo nos planos energético e mental e, depois, deve ser uma pessoa pacífica e amorosa. Todas as verdadeiras práticas espirituais têm como conseqüência uma consciência maior da nossa natureza e da relação dela com o cosmos. Essa consciência, por sua vez, resulta na paz interior e numa índole amorosa (caso isso não aconteça, você deve começar a questionar seriamente o método, a prática ou o caminho que está seguindo).

O sistema védico de conhecimento é um sistema extremamente preciso e completo, que abarca as manifestações física, mental, sutil e espiritual da realidade. Não há outro sistema que nos ofereça uma visão tão abrangente. Na verdade, o sistema védico (que não deve ser confundido com o hindu, que veio muito depois) resume-se e sempre se resumiu na observação atenta das leis cósmicas da natureza. É dentro desse contexto que vou tentar explicar a arte da comunicação pelo toque.

Certa vez, um discípulo perguntou ao mestre: "O senhor é capaz de provar fisicamente que esta realidade em que vivemos é uma ilusão?"

O mestre respondeu: "É impossível dar a prova de um conceito, e é isso que são as ilusões e a realidade. A realidade e as ilusões (*maya*) não existem, como não existe o lago visto numa miragem. A verdade não pode ser provada nem captada pelos sentidos. Todos estão envoltos nessa ilusão, mas não sabem o que ela é. Aprenda com Kabir a ser feliz e viver eternamente em êxtase. Eis o canto que ele dirige a Maya: *"Tu és a mestra dos disfarces e ninguém te reconhece. Eu, porém, sei quem és."*

A fonte do toque das mãos é esse êxtase eterno em que vivem os místicos, como Kabir. Cada qual deve, antes de mais nada, olhar para dentro de si a fim de descobrir a fonte do toque. Sua fonte é a mesma que a fonte da mente ou dos processos mentais. Por trás do "eu" individual, do senso de personalidade (em suma, do ego, mas não no limitado sentido freudiano), existe um profundo sentido de ser que em sânscrito se chama *Ahamkar*.

É do Ahamkar que nascem os três gunas individualizados dos quais já falamos diversas vezes neste livro e que são elementos tão importantes do Ayurveda. Sattva (harmonia, paz, pureza) é a natureza da "mente" — tal como a definimos — e dos sentidos. Tamas (inércia, latência) é a origem dos cinco estados da matéria, chamados de Cinco Elementos pelos escritores modernos. Rajas (ação, agitação), sattva e tamas nascem desse profundo sentido de ser que só podemos conhecer num estado de meditação profunda.

Sattva cria três grupos de funções: os cinco sentidos ou órgãos de percepção, os cinco órgãos de ação e a "mente" (*manas*). Já definimos a mente e dissemos que ela inclui o intelecto (prático), as emoções, a memória, o raciocínio, os sentimentos, a inteligência básica subconsciente (instinto) e um campo indiferenciado de consciência. Os cinco órgãos de ação também já foram apresentados no Capítulo 5. São eles: a boca (falar), as mãos (tocar e fazer), os pés (andar, locomover-se), os órgãos reprodutores (criar nova vida) e o ânus (eliminar). Esses órgãos correspondem respectivamente aos sentidos da audição (ouvidos), do tato (pele), da visão (olhos), do paladar (língua) e do olfato (nariz). Os pranas, por intermédio dos nadis, controlam todas essas funções.

Existe outra força sutil (por falta de uma expressão melhor!) definida como aquela que dá poder aos sentidos. São, na verdade, os sentidos mesmos, numa forma latente ou astral. A palavra sânscrita que designa esses sentidos sutis ou astrais é *Tanmatras*. Os Tanmatras são, na verdade, a fonte e a origem dos sentidos. *São o vínculo que une os objetos sensíveis aos órgãos dos sentidos*. São também a forma latente ou sutil dos cinco estados da matéria, ou o *vínculo* com os cinco elementos. *São o fator que impele a matéria a tomar forma no nível sutil*. Concebo-os como os "princípios de funcionamento" dos cinco sentidos, das cinco ações e dos cinco estados da matéria. São mais uma função do prana.

São a fonte do "tato" e do "toque". Costumamos falar do "sentido do tato" — ele é o tanmatra do tato. Pelo refinamento dos sentidos, podemos começar a sentir o "sentido do sentido" do tato — o tanmatra. Este tópico não é daqueles que todo massagista deve conhecer — é um segredo. Se você encontrar dentro de si o tanmatra do tato, todo um mundo novo há de abrir-se diante dos seus olhos.

Descobri isso por acidente, ou quase. Adoro o prana. Sempre gostei de trabalhar com o prana e passava de três a quatro horas por dia fazendo meditações e exercícios prânicos. Além disso, atendia dois ou três clientes por dia. Tudo isso me ajudou a desenvolver minha capacidade de sentir o movimento do prana no meu corpo e no dos meus clientes. Minha mente — e, por conseqüência, os pranas — ficava parada ou ativa segundo a necessidade. Eu conseguia (e ainda consigo) sentir facilmente com minhas mãos os corpos sutis, seus movimentos e as congestões que os afligem.

Entretanto, não foi nada disso que me habilitou a conhecer diretamente os Tanmatras. Alguns anos depois, pela graça do meu mestre (isso para não mencionar o trabalho duro que ele teve!), minha atividade mental parou e minha consciência entrou no Ahamkar. Foi então que percebi os Tanmatras. A mente precisa estar ausente para que eles se revelem. São sutis demais para serem percebidos na presença de qualquer outra atividade interior.

Depois que consegui identificá-los e identificar a atividade deles, por meio do prana, comecei a percebê-los também durante as sessões de massagem. Trata-se de uma realidade muito sutil que é mais sutil ainda no contexto da massagem. Em poucas palavras, é a coisa mais sutil que existe, pois é anterior aos sentidos. Tem uma certa relação com a intuição, mas na verdade são os tanmatras que permitem que a intuição funcione como o "sexto sentido". Aconselho você a explorar estas coisas, pois elas lhe darão uma visão muito mais ampla do seu trabalho. Segundo os textos da Yoga, o *domínio* dos Tanmatras — e não é disso que estive falando até agora; eu somente os percebi — dá à pessoa o domínio sobre os cinco elementos e toda a manifestação corpórea.

Lembre-se que, na massagem, você não está tocando numa massa de pele, ligamentos e tecidos; está tocando numa parte de Deus. Toque primeiro a sua própria divindade interior; então, você estará qualificado a tocar essa mesma divindade em outra pessoa. É esse o verdadeiro poder de cura da massagem. A massagem que não tem esse caráter divino não tem amor, e portanto não tem o poder de curar.

As Três Espécies de Toque na Massagem Ayurvédica

O Ayurveda reconhece três espécies de toque, correspondentes aos três gunas — sattva, rajas e tamas. Elas constituem estratégias terapêuticas que podem ser adequadas aos diversos indivíduos e às necessidades destes. As três espécies de toque podem ser usadas tanto no Abhyanga (massagem cotidiana) quando no Snehana (oleação, massagem com óleo). Entretanto, é melhor defini-las como membros do Abhyanga, pois o Snehana é, antes de tudo, uma técnica de aplicação de óleo, na qual o agente terapêutico é o óleo e não o toque por si só. Não obstante, mesmo nesse caso, o toque deve ser adequado à constituição e ao estado atual do cliente.

As três espécies de toque dirigem-se, antes de mais nada, aos três tipos constitucionais (prakruti). Dirigem-se também aos três tipos de desequilíbrio (vakruti). Dizem respeito, ainda, ao estado psicológico das pessoas (predominância dos gunas e prakruti mental). Dessa maneira, o Ayurveda tem sempre um toque ou uma combinação de toques adequado a todas as pessoas e às suas necessidades terapêuticas.

Toque Sátvico

Sattva manifesta-se na harmonia e num estado de flexibilidade. O toque sátvico é um toque amoroso, gentil e suave; é sensível e intuitivo. Promove o aumento do guna sattva na pessoa e tem efeito relaxante, harmonizante, equilibrante e rejuvenescente para as emoções. Afeta a mente e, por meio dela, as emoções e os sentimentos; nutre os nervos, os nadis e os pranas. De todas as espécies de toque, é o que mais pacifica e harmoniza os cinco pranas e, por meio deles, o corpo. É sinal de uma atitude e de uma técnica refinadas por parte do massagista. É a melhor pedida para acalmar os nadis que terminam nos órgãos dos sentidos.

O toque sátvico é mais adequado para as pessoas de constituição vata ou de vakruti vata. As prakrutis mistas, como vata/pitta e vata/kapha, também devem ser tratadas com um toque sátvico, ao menos de início. Aliás, muitas pessoas recomendam (e eu concordo com elas) que todo cliente deve ser tratado com um toque sátvico para começar. Esse tipo de toque é indicado para acalmar as pessoas rajásicas e torná-las receptivas a um trabalho mais profundo. O toque sátvico é bom para pessoas magras ou frágeis.

O óleo é um elemento importante do toque sátvico. Seu efeito lubrificante facilita a ação suave de sattva. Além disso, o próprio óleo, dependendo das ervas que lhe forem acrescentadas, pode ter uma qualidade altamente sátvica — é o caso dos óleos de Shatavari, Ashwagandha e Brahmi. O óleo funciona como um veículo físico de transmissão do prana do terapeuta para o cliente. Os óleos vegetais em geral são de qualidade sattva e, por isso, colaboram para esta espécie de toque. No tratamento de pessoas vata, o óleo é usado em quantidades generosas.

O toque sátvico é apropriado para todas as perturbações mentais ou emocionais, qualquer que seja a prakruti do cliente. Também nesses casos, tem a função de abrir a pessoa ou criar condições para que ela se abra. É bom para muitas coisas, mas não tem efeito estimulante nem purificante. Por isso, deve ser usado sempre que você não souber o que fazer, ou nos casos de distúrbios nervosos crônicos. O mais sátvico de todos os toques é aquele em que não se toca o corpo físico da pessoa, mas sim o seu corpo prânico. É muito eficaz para várias doenças e para pessoas sensíveis, mas não é adequado para pessoas tamásicas ou rajásicas.

Toque Rajásico

Rajas manifesta-se num estado de mudança, atividade e movimento. O toque rajásico é um toque intermediário entre o sátvico, que é leve, e o tamásico, que é profundo. É firme mas não dói; é forte, mas não brusco. É um toque que busca o movimento, que busca abrir e estimular. É extremamente eficaz para os trabalhos feitos nos primeiros níveis de tecido (dhatus) — plasma, sangue e músculos. É moderado e cuidadoso; com esse toque, o terapeuta vai sondando o corpo do cliente em busca de focos de congestão. No geral, é considerado adequado para pessoas de tipo constitucional pitta ou de estatura média.

O toque rajásico é apropriado para o trabalho de massagem dos marmas. É o toque que mais estimula esses pontos. No geral, o toque sátvico é leve demais para os marmas, a menos que você saiba projetar grandes quantidades de prana diretamente no ponto da massagem. Os marmas precisam ser descongestionados e estimulados para ativar o nadi ou os nadis aos quais se relacionam. No toque rajásico, deve-se usar uma pequena quantidade de óleo, que colabora para a lubrificação geral da massagem e nutre a pele. Você deve tomar cuidado para não aquecer demais a pessoa com este toque, pois as pessoas de tipo pitta já são quentes. Por isso, use uma quantidade suficiente de óleo resfriante.

O toque rajásico é aplicado com firmeza e com um ritmo constante, que cria calor e mudança. É o mais adequado para o uso em pessoas de saúde relativamente boa, pessoas de prakruti pitta, para as tensões musculares, dores crônicas, problemas de circulação sangüínea e congestionamento do sistema linfático, pessoas com falta de vigor e que levam vida sedentária. É um toque que funciona pela estagnação e abre a circulação do plasma, da linfa, do sangue, dos nervos e do prana.

Toque Tamásico

Tamas manifesta-se num estado de bloqueio, contenção ou estagnação — como o apego cego a uma determinada crença. O toque tamásico é um toque que abre e libera. É forte, profundo e penetrante. Quando malfeito, pode ser doloroso e violento. A dor não é uma decorrência inevitável do trabalho com os tecidos profundos. No Ayurveda, quando ela acontece, geralmente é sinal de que o cliente não foi bem preparado para o trabalho que se ia fazer. O Ocidente está cheio de terapeutas que sorriem de prazer quando "desfazem os nós", quase matando o cliente de tanta dor (o que é um reflexo da ignorância do terapeuta, e não necessariamente do caráter inadequado do método). Falaremos mais sobre este ponto no Capítulo 9.

O toque tamásico deve ser usado naqueles pontos ou regiões do corpo em que o toque rajásico não teve eficácia. Muitas vezes é necessário para desbloquear ou descongestionar uma massa de tensões do corpo. No nível dos tecidos profundos, é ingenuidade pensar que os hábitos físicos do cliente ou as situações exteriores em que ele vive são as únicas causas do problema. A natureza de tamas, e portanto dos níveis profundos com os quais se relaciona, é a da contenção e da estagnação. Esses tipos de bloqueios relacionam-se diretamente com a mente e o corpo sutil — ou seja, com o funcionamento mental, as emoções, os sentimentos e a atividade prânica. Quando o terapeuta tenta trabalhar os tecidos profundos sem preparar o cliente e explicar-lhe o que está acontecendo, o trabalho tende a dar errado ou ser muito menos eficaz.

Tamas significa um limite ou uma barreira erigidos em algum lugar da mente ou do corpo. A função do toque tamásico é a de quebrar essa barreira. Entretanto, como tamas é imóvel por natureza, o terapeuta, para ter êxito, deve transmitir uma certa qualidade rajas à mente e ao sistema energético do paciente. Na Yoga, rajas é sempre usado para modificar tamas ou pô-lo em movimento, aproximando-o de sattva. No Ayurveda, o princípio é o mesmo. Daí a necessidade da preparação correta para que toque tamásico seja realmente eficaz, e não simplesmente doloroso.

Este toque é feito sem óleo ou com pouquíssimo óleo; usa-se, em vez do óleo, pós de ervas secas. Sua ação é áspera, estimulante e irritante. É adequado para pessoas kapha. É um toque bom para os programas de controle do peso, especialmente quando é inserido dentro de um programa mais amplo. É extremamente eficaz para estimular o metabolismo e acender os agnis dos dhatus (os fogos dos tecidos, ou funções metabólicas dos tecidos — ou seja, para queimar gordura). É indicado para pessoas que têm o corpo grande e pele grossa. Para aplicá-lo, o terapeuta deve usar de força e ter um objetivo claro em mente. Quando é usado em excesso, pode criar bloqueios e uma forte resistência.

A melhor estratégia é a do equilíbrio. Deve-se escolher o toque adequado à prakruti da pessoa e depois adequá-lo à vakruti. O toque rajásico é necessário para abrir e estimular o tecido muscular. Na maioria das vezes, o melhor é usar os toques tamásico e rajásico juntos e usar o toque sátvico nas fases de preparação e finalização. O toque tamásico nunca, ou quase nunca, é apropriado para pessoas vata. Se você quiser perder um cliente vata, basta fazer-lhe uma massagem tamásica logo na primeira sessão.

Exercícios Práticos

Eis alguns exercícios que vão ajudar você a compreender e desenvolver as três espécies de toque. Ao praticá-los, lembre-se que as coisas que você sente ou faz no nível sutil têm mais efeito do que as que faz no nível grosseiro, corpóreo. Você pode, por exemplo, consultar um terapeuta competente do ponto de vista técnico ou um terapeuta que o faz sentir-se bem só de olhar para você e conversar com você. O primeiro desenvolveu suas habilidades grosseiras ou físicas, ao passo que o segundo desenvolveu suas capacidades sutis, sua própria pessoa. O melhor caminho é o do equilíbrio, do desenvolvimento do sutil e do físico. Estas técnicas têm a finalidade de ajudá-lo a descobrir as qualidades sutis do toque das mãos, uma vez que o lado físico é mais ou menos óbvio: toque suave, toque revigorante e toque profundo.

(Uma observação: respirar concentrando-se na garganta não é um ato mais "sátvico" do que respirar concentrando-se no baixo abdômen. Nenhum lugar do corpo é mais sátvico do que os outros; os gunas são sutis demais para isso. Cada um dos exercícios a seguir foi concebido para ativar certas energias latentes dentro de você, e por isso fazem uso de diferentes lugares do corpo e métodos de respiração.)

Exercício Um

Sente-se numa cadeira ou no chão, relaxe e feche os olhos. Respire algumas vezes para relaxar ainda mais. Respire pelo nariz; sinta o ar passando pela garganta e chegando aos pulmões, numa respiração prolongada e tranqüila. Concentre a atenção na região do coração; é esse o ponto de destino do ar inalado. Ao expirar, imagine a respiração saindo por suas mãos. Repita esse mesmo ciclo de respiração dez vezes; a cada ciclo imagine que você está um pouco mais relaxado e a sua respiração, mais prolongada e mais profunda.

Agora imagine a pessoa que você mais respeita e mais ama. Pode ser uma pessoa do passado ou do presente, viva ou morta: sua divindade pessoal, seu guru ou simplesmente um membro da sua família. Retenha na mente a imagem da pessoa e continue respirando. Imagine que você está tocando nessa pessoa e que, a cada expiração, a energia do seu coração sai de você e entra no corpo dela. Imagine essa energia como uma oferenda, um dom. Imagine que você está oferecendo seu amor e essa pessoa o está aceitando. É um fluxo de inalação e exalação. Você absorve o amor do universo e o dá à pessoa que mais respeita e mais ama — como uma dádiva.

Este é o toque sátvico: cálido, amoroso, pacífico, harmonizante e suave.

Exercício Dois

Sente-se numa cadeira ou no chão, relaxe e feche os olhos. Respire algumas vezes para relaxar ainda mais. Respire normalmente, direcionando o ar para o baixo abdômen. Sinta o ar entrando pelo nariz e passando diretamente à barriga. Considere a região do umbigo como o ponto de destino do ar que entra. Faça a respiração sair pelas mãos. A respiração não deve ser superficial nem profunda, apenas normal. Inspirando, conduza o ar à barriga, à região do umbigo; expirando, deixe-o sair pelas mãos. Respire assim dez vezes.

Agora imagine que você tem um belo consultório com duas salas, uma de espera e outra de atendimento. Você está trabalhando na sala de consulta e há três pessoas sentadas na sala de espera. Depois delas chegarão outras, e você tem de trabalhar muito rápido e com a máxima precisão para cumprir o seu dever e deixar os clientes satisfeitos. Não há margem para erros nem tempo para descansar. Como está a sua respiração agora? Está mais rápida? Deixe-a sempre regular e normal. Sinta o ar entrando diretamente na região do umbigo. Concentre-se no seu cliente e no seu trabalho e seja preciso em seus movimentos. Sentiu esse nó? Trabalhe-o, dissolva-o — respire, isso mesmo, continue respirando — e desfaça esse nó. Passe as mãos pelos nós, sem parar de respirar...

Esse é o toque rajásico: estimulante, preciso, ativo e dotado do poder de mover e mudar.

Exercício Três

Sente-se numa cadeira ou no chão, relaxe e feche os olhos. Respire algumas vezes para relaxar ainda mais. Agora respire, sentindo o ar passando pelo nariz e chegando até a região da pelve, abaixo do umbigo. Faça da pelve o ponto de destino do ar inspirado; conduza o ar o mais para baixo possível. Na expiração, faça o ar sair pelas mãos. Sua respiração deve ser tranqüila mas forte, mais funda do que rasa, com forte ênfase na exalação do ar. Respire assim dez vezes.

Agora imagine-se em meio a uma forte tempestade. O vento está tão forte que você mal consegue ficar de pé. A chuva cai com tal intensidade que você não enxerga um palmo adiante do nariz. A enxurrada corre ao seu redor. Com uma das mãos você agarra seu filho pequeno e com a outra segura num mourão de cerca. É a respiração que o mantém preso ao chão; quanto mais fundo você respira, mais se sente enraizado na terra. A expiração do ar pelas mãos é que lhe dá força para agarrar-se ao mourão com uma das mãos e segurar seu filho com a outra. Seu objetivo é muito claro: se você largar seu filhinho, o vento o levará e ele morrerá afogado na enxurrada. Se relaxar a mão que segura o mourão, vocês dois se afogarão. Sua respiração é profunda e poderosa; sai de você e mantém-no firmemente preso ao mourão de cerca e ao seu filho. Respire bem fundo e expire pelas mãos...

Este é o toque tamásico: forte, poderoso e objetivo.

Lembre-se que o toque do toque, o tato do tato, é o tanmatra. À medida que você se tornar mais sensível, olhe bem para dentro de si e procure encontrar a fonte original das três espécies de toque — o tanmatra do tato e do toque. Isso lhe dará um grande controle sobre o toque das mãos e o habilitará a tocar o coração e a mente de seus clientes.

8 O Uso Correto dos Óleos, das Ervas e dos Pós

> *"O corpo gerado pelo sêmen e pelo sangue dos pais — sêmen e sangue que por sua vez foram gerados pelos alimentos que os pais comeram — cresce pelo alimento somente. O corpo não é o Si Mesmo, pois não existe antes do nascimento nem depois da morte."*
>
> — Pancadasi, III-3

A pele é um órgão de assimilação. As coisas que você põe sobre ela podem nutrir ou prejudicar a função metabólica do corpo. As substâncias nutritivas deixam a pele saudável e fornecem os nutrientes corretos ao plasma, ao sangue e aos músculos (o primeiro, o segundo e o terceiro níveis de tecidos, chamados *Rasa Dhatu*, *Rakta Dhatu* e *Mamsa Dhatu*). A diminuição da atividade metabólica acontece quando uma substância inadequada é posta sobre a pele.

Qualquer substância colocada sobre a pele é imediatamente absorvida pelo plasma e, depois dele, pelo sangue e pelos músculos. Assim, as substâncias químicas e outras substâncias inorgânicas aplicadas sobre a pele são distribuídas pelo corpo inteiro; não ficam na pele somente. Quando essas substâncias entram no corpo, o metabolismo perturba-se em maior ou menor grau, dependendo da substância e da sua freqüência de aplicação. A longo prazo, a conseqüência do uso de substâncias inorgânicas sobre a pele é a diminuição ou mesmo a cessação dos processos metabólicos. Com isso, formam-se no corpo matérias tóxicas, chamadas *ama*.

No Ayurveda, ama é geralmente definido como os alimentos que não foram digeridos. Porém, sua natureza não é somente física, mas também mental. Outras espécies físicas de ama (toxinas) são criadas pelas substâncias absorvidas pela pele. Quando a substância é orgânica, provoca a nutrição dos tecidos e a eliminação de toxinas. Quando, porém, é de natureza inorgânica, acaba transformando-se em *ama*, que entope os canais sutis da pele, do plasma, do sangue e dos músculos. No que diz respeito a ama em todas as suas formas, o principal fator de combate é *agni*. Em geral, traduz-se agni como o puro e simples fogo da digestão dos alimentos. Existe, porém, um agni ("fogo") para cada nível do corpo. Isso significa que cada um dos sete tecidos tem um princípio de digestão que processa todas as substâncias que chegam aos tecidos, sejam orgânicas, sejam inorgânicas.

Agni é um fator importantíssimo do sistema ayurvédico, até mesmo na terapia de massagem. Por meio da massagem, podemos intensificar o agni do rasa dhatu, que corresponde ao plasma e ao sistema linfático. Como o plasma é o principal componente do corpo e o sistema linfático é o responsável pela filtragem desse componente, é razoável pensar que o agni — a atividade de metabolismo celular — desse nível de tecido é extremamente importante para a nossa saúde a longo prazo.

O uso do óleo é importantíssimo para a prevenção e a eliminação de ama nas camadas exteriores do corpo. Já o uso de cremes, loções e óleos refinados não só é prejudicial como suprime a função metabólica e faz aumentar a quantidade de toxinas no corpo, piorando a sua saúde a longo prazo. Talvez isso não seja evidente de imediato, mas não há dúvida de que as substâncias que as pessoas põem sobre a pele hoje em dia são indiretamente responsáveis, entre outras coisas, pelo enfraquecimento do sistema imunológico que vem se transformando em epidemia no mundo ocidental. A atividade imunológica é enfraquecida por ama e fortalecida pelo uso de óleos nutritivos que expelem ama do corpo. Segundo o Ayurveda, você só deveria pôr sobre a pele as coisas que poria na boca, ou seja, alimentos.

Por que os óleos são tão bons para o corpo? Porque são alimentos. No Ayurveda clássico, todas as substâncias oleosas, como a manteiga, a manteiga líquida (*ghee* ou *ghrta*), as gorduras vegetais e as outras gorduras animais, eram usadas e classificadas de acordo com os seus efeitos terapêuticos. De todas essas substâncias há uma que se destaca como a melhor para o uso geral: o óleo de gergelim. Cada tipo constitucional deve usar o óleo mais adequado à sua constituição. O óleo de gergelim, porém, é costumeiramente prescrito para a massagem da cabeça e dos pés independentemente da constituição natal (desde que não haja um desequilíbrio muito forte, caso em que a vakruti teria de ser tratada primeiro).

Os óleos vegetais contêm muitas vitaminas, minerais, enzimas e prana que fortalecem e nutrem o corpo. Porém, para apresentar essas qualidades, o óleo tem de ser extraído a frio. Isso significa que não se pode usar calor ou substâncias químicas para extrair o óleo das sementes, ou seja lá do que for. Você pode adquirir esses óleos numa boa casa de produtos naturais. Tome cuidado, porém, com os óleos que se vendem por aí. Se houver um óleo do qual você goste, escreva ao fabricante para perguntar como ele é feito. *O óleo não deve chegar ao ponto de fervura no processo de extração.* Se isso acontecer, suas propriedades medicinais serão extremamente diminuídas ou mesmo eliminadas.

Os óleos são úteis nas massagens porque nutrem e suavizam a pele e os músculos. Além disso, depois de absorvidos pelo corpo, colaboram para a lubrificação dos pulmões e do intestino grosso, que são os lugares do corpo onde mais se acumula o humor vata. Alguns óleos também nutrem os tecidos mais profundos — os ossos, a medula óssea, o tecido nervoso e os fluidos reprodutivos (veja a tabela abaixo). Uma vez que essa massagem com óleo pode ser classificada como uma terapia de fortalecimento, é muito útil para revigorar as pessoas doentes e convalescentes. Os óleos são necessários, no corpo, para lubrificar o tecido conjuntivo e colaborar para a conservação do tecido adiposo. Também são eles que lubrificam os canais por onde passam as diversas secreções e excreções. A constipação, por exemplo, decorre de uma falta de lubrificação do intestino grosso; por isso, há muitos óleos eficazes para a eliminação das fezes.

Tabela dos Sete Dhatus ou Níveis de Tecidos do Corpo		
Dhatu	Sub-Dhatu	Subproduto
1. Plasma e linfa	glândulas mamárias e seus fluidos; fluxo menstrual	muco
2. Sangue (em específico, os glóbulos vermelhos)	vasos sangüíneos e tendões	bile digestiva
3. Músculos	pele	cera de ouvido, muco dos sínus
4. Gordura e tecido conjuntivo	tecido adiposo sob a pele	suor
5. Ossos	dentes	unhas, pêlos do corpo
6. Medula óssea e nervos	cabelos	lágrimas
7. Fluidos reprodutivos	ojas	nenhum

Se você faz uso de cremes ou loções inorgânicas, está perdendo uma oportunidade de nutrir seus clientes no nível físico. Ou seja, sua massagem nutre a alma do cliente, mas não a pele e o metabolismo dele. Além disso, a essas substâncias inorgânicas também falta o elemento fundamental — a força vital, o prana. As indústrias que fabricam produtos medicinais jamais conseguiram reinfundir a vida numa substância que teve de ser "morta" para passar pelo processo de produção. Atualmente, há alguns fabricantes que estão adquirindo um pouco de consciência acerca desse problema; mas, quando você for comprar um produto "cem por cento natural", tome muito cuidado como sentido da palavra "natural". A fervura, por exemplo, é um processo natural.

Quando se emprega o óleo correto diariamente e no corpo inteiro, não há nada que seja mais eficaz para nutrir os diversos níveis do corpo. Pode-se ainda aumentar a potência dos óleos carregando-os de prana, recitando-se *mantras* sobre eles, colocando-os sobre *yantras* ou acrescentando-lhes ervas medicinais. Pode-se usar também uma combinação de todos ou de alguns desses processos.

O acréscimo de ervas não só aumenta a quantidade de prana do óleo como também dirige o prana para uma ação terapêutica específica. Essa ação depende do óleo de base e da planta medicinal utilizada. Existem, no Ayurveda, fórmulas clássicas para cada uma das prakrutis e para doenças e mal-estares específicos. Além disso, muitos médicos e diversos fabricantes da Índia produzem seus óleos especiais.

Na terapia de massagem ayurvédica, o uso do óleo tem duas finalidades: primeiro, de lubrificar a massagem e servir como veículo para a ação de plantas medicinais que pacificam os três doshas; depois, no contexto do Snehana, ou terapia de oleação. A primeira finalidade inclui-se na categoria do Abhyanga, ou práticas cotidianas de conservação da saúde. Também as massagens feitas pelos massagistas ocidentais inserem-se nessa categoria. Já na segunda categoria, o Snehana, o uso do óleo é externo e interno: externo nas massagens e interno porque o paciente bebe os óleos. Como já dissemos, estas técnicas também podem ser usadas fora do contexto do Pancha Karma.

Temos um exemplo disso no sul da Índia, onde há certos médicos que se especializam no que nós, no Ocidente, chamaríamos de fisioterapia. Eu mesmo testemunhei, em específico, o caso de uma mulher de trinta e poucos anos que tinha uma leve escoliose e sofria de fortes dores na região lombar. Consultou um médico que lhe mandou beber meia xícara de óleo duas vezes por dia durante sete dias. Depois, ele começou a massagear os tecidos profundos e a reposicionar os ossos, empregando para isso uma quantidade imensa de óleo em uso externo. A moça tinha de dormir, à noite, numa posição específica sobre uma tábua bem reta. Esse processo durou duas semanas, ao cabo das quais a paciente já estava tão reta quanto a tábua sobre a qual dormia. O médico mandou-lhe então fazer uma pausa de três meses e então voltar. No decorrer desse período, ela teve de praticar certas posturas de hatha-yoga e dormir numa posição determinada. A conseqüência de tudo isso foi a cura completa de uma anomalia que a medicina ocidental considera impossível remediar sem cirurgia. A mulher já não sente dores e tem excelente postura.

E esse não é um caso isolado. Porém, é tão difícil encontrar um bom médico no sul da Índia quanto é em qualquer outro lugar (com o agravante de que, lá, eles não põem anúncios nas *Páginas Amarelas*!). O que você deve fazer não é tomar o primeiro avião para a Índia, mas procurar compreender por que o Ayurveda faz tanta questão do uso de óleo nas massagens. A maioria dos médicos concorda em que é preciso beber óleo por um dia para cada nível de tecido (dhatu) que se quer atingir, ou seja, é preciso beber óleo por sete dias para impregnar os sete dhatus. Essa prescrição se refere, evidentemente, às pessoas normais, não a casos crônicos nem a casos especiais. No uso interno, o óleo lubrifica o tecido conjuntivo e permite que o trabalho de massagem dos tecidos profundos seja feito com mais eficácia e sem dor, ou com pouca dor.

O objetivo de todas as terapias ayurvédicas é o de levar paz ao corpo e à mente. Quando vive em paz, a pessoa pode voltar sua atenção para o correto modo de viver e para a vida espiritual. É isso o que diz a tradição. Mas, mesmo que a vida espiritual não faça parte dos seus objetivos nem dos dos seus clientes, a paz deve — ou pelo menos deveria — fazer. Nesse contexto, é inadmissível empreender um trabalho de massagem dos tecidos profundos sem proceder, antes, à correta preparação do corpo. O Snehana é o sistema que elucida essa preparação física. No Capítulo 9 falaremos sobre a preparação mental, que é indispensável não só para que seu trabalho dê certo, mas para que cause uma verdadeira transformação em você e nos seus clientes.

O Uso de Acordo com a Constituição

Para compreender as informações seguintes, é bom que você se lembre de quais são as energias dos três humores. Esse conhecimento é fácil de se encontrar nos livros introdutórios sobre o Ayurveda. Vou dar uma breve descrição de cada dosha para que a sua memória consiga perceber a relação entre os óleos, as plantas medicinais e os óleos essenciais benéficos para cada uma das constituições.

Prakruti: Vata

O vata dosha é frio, seco, rápido, irregular, móvel, leve, áspero e tem o efeito de dispersar.

Os melhores óleos para vata são: gergelim, amêndoa, rícino e mostarda.

As melhores plantas medicinais para usar em vata são: gengibre, canela, alcaçuz, ashwagandha, cálamo, jatamansi, dashamula ("dez raízes") e valeriana.

Os melhores óleos essenciais são: sândalo, almíscar, mirra e gualtéria.

Observe que os óleos, ervas medicinais e óleos essenciais mais apropriados para vata têm, em geral, a qualidade oposta à desse dosha. Vata é frio; por isso, os óleos que esquentam (consulte a próxima seção para conhecer as energias dos óleos segundo o ponto de vista ayurvédico) têm mais o efeito de pacificar vata do que os óleos mais frios. No geral, os óleos têm qualidades opostas a vata. Por isso, qualquer que seja a constituição da pessoa, o uso de óleos é um dos principais métodos de tratamento para a harmonização dos distúrbios de vata que decorrem inevitavelmente da vida moderna.

O óleo de gergelim tem uma quantidade extraordinária de vitaminas e minerais. Além disso, as sementes de gergelim possuem uma enzima especial que é muito benéfica para o cérebro. No Ayurveda, não há nenhum outro óleo que seja tão nutritivo quanto o de gergelim. Cada óleo tem um aspecto terapêutico específico; o de gergelim, porém, é indicado para a nutrição do corpo inteiro e também da mente. É dotado de forte qualidade sátvica, que auxilia todas as atividades mentais e nervosas.

O óleo de amêndoa tem propriedades antioxidantes e é facilmente absorvido pela pele. Se o óleo de gergelim lhe parecer muito pesado, use óleo de amêndoa. Trata-se de um óleo bom para as pessoas que não estão acostumadas a receber massagens com óleo; sua quantidade de nutrientes também é bastante alta. Tanto o óleo de gergelim quanto o de amêndoa são usados nas terapias de rejuvenescimento e fortalecimento. São contraindicados para intoxicações ou pessoas que sofrem de uma excessiva congestão da energia.

O óleo de rícino é famoso por seus muitos usos. Tem uma grande quantidade de certos minerais que nutrem os tecidos e fortalecem o corpo. No Ocidente, é geralmente ingerido para auxiliar na eliminação. No começo do século XX, Edgar Cayce usou compressas de óleo de rícino para curar muitas doenças de muita gente. O método que ele usava era perfeitamente ayurvédico, embora ele não o soubesse. Usava o calor para abrir os poros e estimular a atividade metabólica e o óleo para fazer com que as toxinas saíssem do local do problema e se concentrassem no intestino, de onde eram eliminadas naturalmente. O óleo de rícino é bastante eficaz para eliminar o ama dos tecidos mais superficiais. Tem uma afinidade especial com o sistema reprodutor das mulheres. A aplicação externa, várias vezes por dia, pode ajudar a aliviar as cólicas pré-menstruais e menstruais.

O óleo de mostarda é leve e quente e, por isso, pode ser muito útil para a aplicação em tipos vata mais pesados ou em constituições mistas nas quais vata está em evidência. É o óleo específico para o uso em tipos kapha, mas combate a letargia decorrente dos obstáculos à ação de vata no corpo. Um vata enfraquecido é praticamente igual a um excesso de kapha. Quando os cinco vayus não se movimentam bem, o corpo inteiro fica pesado e letárgico. Com isso, a qualidade tamas também se torna predominante na mente. A massagem vigorosa com óleo de mostarda é muito eficaz para estimular vata e limpar os nadis e sistemas de circulação. No geral, as pessoas de tipo vata devem ser massageadas com óleos aquecidos. Não se deve aplicar óleo frio sobre elas em nenhuma circunstância. No inverno, o óleo deve ser quente mesmo; no verão, pode ser morno.

No que diz respeito ao uso das ervas medicinais, o melhor é consultar o livro *Yoga of Herbs* dos Drs. Frawley e Lad[1], que é a melhor fonte de informações para quem quer aprender as energias das plantas medicinais segundo o Ayurveda. Basicamente, quando se mistura uma erva ou outra planta ao óleo, as propriedades naturais da planta acrescentam-se às do óleo. Assim, obtém-se um princípio ativo terapêutico mais abrangente do que caso se usasse o óleo ou a planta isoladamente.

Tomemos como exemplo a erva ashwagandha, que é uma das mais eficazes para a correção das deficiências de vata e é uma das ervas que mais têm poder regenerador no mundo inteiro. Como é sátvica, tem o poder de rejuvenecer o corpo e a mente. Para tornar mais potente a sua ação, pode-se misturá-la ao óleo de gergelim, que é o mais nutritivo. Para equilibrar sua ação com a ação de eliminação, pode-se misturá-la ao óleo de rícino e acrescentar um pouco de gengibre e canela. Com isso, ao mesmo tempo que as toxinas são expulsas dos tecidos, esses tecidos vão ser fortalecidos. Muitas vezes, é essa a melhor coisa a fazer com os tipos vata mais fracos.

A formulação e a confecção de óleos para o trabalho terapêutico é uma arte. Aquele que quer dedicar-se a ela deve conhecer a fundo o herbalismo e compreender muito bem as energias dos óleos e das ervas segundo o Ayurveda. Como as informações sobre as ervas já existem, só estou dando as informações referentes aos óleos. Isto basta para que a pessoa estude e formule seus próprios óleos a partir dos princípios ayurvédicos.

Os óleos essenciais desempenham importante papel na massagem, na medida em que nutrem o sentido do olfato e dão prazer a todos os órgãos dos sentidos. Falei deles mais especificamente no capítulo dedicado ao tratamento dos marmas. É importante acrescentá-los aos óleos de massagem em virtude do seu forte aroma; também são importantes, do ponto de vista terapêutico, porque são óleos muito concentrados. Devem ser usados em pequenas quantidades — uma ou duas gotas — quando aplicados diretamente sobre o corpo e numa dose de 20 gotas por 100 ml de óleo. São poderosos e agem fortemente sobre os nadis para estimular os pranas.

---

1. Frawley, Dr. David, e Lad, Dr. Vasant. *The Yoga of Herbs*. Twin Lakes, WI: Lotus Press, 1986.

Devem ser usados com respeito e cuidado, especialmente os mais fortes, como os de eucalipto e gualtéria.

Prakruti: Pitta

O pitta dosha é quente, oleoso, móvel, úmido, agudo, malcheiroso, penetrante e leve.

Os melhores óleos para pitta são: oliva, coco, girassol e *ghee*.

As melhores plantas medicinais para pitta são: coentro, alcaçuz, açafrão-da-índia, cola de gotu, nardo indiano e shatavari (aspargo).

Os melhores óleos essenciais para pitta são: sândalo, rosas, alfazema e jasmim.

Observe, mais uma vez, que os óleos, ervas medicinais e óleos essenciais prescritos para pitta são frios. O humor pitta, além disso, é oleoso por natureza; por isso, usa-se menos óleo externamente do que no caso da prakruti vata. Os próprios óleos são mais leves do que os usados para vata. Provavelmente, o melhor óleo a ser usado pelos ocidentais é o de oliva, que é o mais acessível em marcas de alta qualidade. Se não for bem absorvido pelo corpo, experimente outra marca, pois a primeira provavelmente terá sido adulterada. O óleo de oliva também é melhor para usar durante o dia, pois tem menos efeito sedativo do que os óleos mais pesados e nutritivos.

Para os tipos pitta, os óleos devem ser aplicados mornos no inverno e frios no verão. Atenção, porém, à vakruti do paciente antes de aplicar óleos frios, que têm a propriedade de aumentar rapidamente a quantidade de ama. Certifique-se de que o cliente é capaz de digerir o óleo frio antes de cobrir-lhe o corpo com ele. Como? Examine a língua dele para ver se está recoberta de ama ou se está saudável e avermelhada (sinal do bom estado de agni).

Segundo os textos clássicos, o melhor óleo para o tipo pitta é o de coco. Entretanto, nos Estados Unidos, é difícil encontrar um bom óleo de coco a um preço razoável. Esse óleo é dotado de excelentes propriedades e é muito bom para a pele. Tem muito colesterol e, por isso, pode não ser adequado a um bom número de seus clientes. O óleo de girassol é muito bom para o uso geral. É nutritivo, mas não muito pesado. É o mais equilibrado de todos os óleos no que diz respeito aos seus efeitos sobre os três humores. Nutre a pele e o sistema linfático.

Ghee não é um óleo, mas uma manteiga cozida até provocar a separação entre sua parte sólida e sua parte líquida. Os sólidos são removidos e o líquido amarelo-dourado endurece até virar uma espécie de pasta. Essa pasta pode ser usada na cozinha, como veículo para a aplicação de ervas medicinais em pomada, e também na massagem de pessoas de tipo pitta. No Ayurveda, a *ghee* é um dos principais remédios de rejuvenescimento. Tem a propriedade de intensificar o agni (fogo metabólico) de todos os níveis de tecido sem perturbar pitta. Nutre os sete dhatus e faz aumentar a quantidade de ojas. Porém, pode ser pesada demais para os tipos kapha e para os que estão sofrendo de forte intoxicação. Em caso de intoxicação, deve ser combinada a gengibre, uva-espim (*Berberis vulgaris*) e açafrão-da-índia para ajudar a queimar as toxinas. Pode não ser adequada para alguns dos seus clientes pitta, pois tem um cheiro forte e permanece na pele por algum tempo. Pode-se aplicar algum tipo de pó sobre a pele para remover o excesso.

Repito que não pretendo, neste livro, tratar das funções específicas das ervas medicinais, tema que já foi apresentado da melhor maneira possível pelos Drs. Frawley e Lad. Esses dois homens contam-se entre os maiores especialistas ocidentais em Ayurveda e ambos, de tempos em tempos, oferecem cursos sobre o uso de ervas medicinais. Vale a pena, para quem quer compreender melhor o Ayurveda, estudar com eles. Demos acima uma lista de ervas que esfriam e pacificam o pitta dosha. A cola de gotu (Brahmi) é uma planta extraordinária para o controle de pitta. É extremamente sátvica e não só acalma pitta como também nutre o cérebro e os nervos. É a minha favorita para os óleos que emprego em pessoas de tipo pitta.

Todos os óleos essenciais para pitta são frios (têm o poder de esfriar) e devem ser acrescentado ao óleo que você vai usar para a massagem. Eles aumentam o efeito terapêutico do óleo e o prazer que o cliente sente ao ter o óleo no corpo. O aroma é importantíssimo (especialmente para as mentes críticas do tipo pitta!). Ninguém há de gostar de uma substância adequada do ponto de vista terapêutico mas que cheira mal.

Prakruti: Kapha

O kapha dosha é frio, úmido, lento, estável, obtuso, pesado, denso, escorregadio, oleoso e mole.

Os melhores óleos para kapha são: mostarda, girassol, milho e gergelim.

As melhores plantas medicinais para kapha são: canela, gengibre, zimbro, cálamo, dashamula e malva-do-campo.

Os melhores óleos essenciais para kapha são: almíscar, cedro, mirra e eucalipto.

Kapha geralmente é frio e congestionado em alguma medida; por isso, os óleos, plantas medicinais e óleos essenciais que damos acima têm a qualidade oposta. É preciso usar óleos e ervas quentes e estimulantes para fazer o metabolismo das pessoas kapha voltar a funcionar. O principal problema dos tipos kapha — em geral, porém nem sempre; cuidado! — é a baixa atividade metabólica. Os óleos que geram calor e os pós abrasivos são utilíssimos para corrigir essa tendência.

Como já dissemos quando tratamos de vata, o óleo de mostarda é o melhor para kapha, pois é leve e esquenta. Como dissemos na seção em que falamos de pitta, o óleo de girassol é um óleo muito bom para o uso geral. E o de gergelim é útil quando não há intoxicação. O óleo de milho é bastante útil para kapha, pois tem pouco colesterol e pode ser usado em situações em que o uso dos outros óleos não é indicado. Como kapha é oleoso por natureza, deve-se usar pouquíssimo óleo na aplicação dos métodos de Abhyanga. O óleo mesmo deve ser aplicado quente no inverno e morno no verão. O óleo frio nunca é adequado para os tipos kapha.

As plantas medicinais que aquecem e estimulam são boas para kapha. Geralmente são aplicadas em forma de pós sobre as pessoas de constituição kapha, embora os óleos com ervas sejam também melhores que os óleos simples para esse tipo. O óleo de cálamo é especialmente estimulante e nutritivo para os tipos kapha, sem perder a qualidade sátvica. Os óleos essenciais desempenham papel mais significativo nas massagens feitas nesse tipo de pessoa, pois são extremamente concentrados. O melhor é aplicá-los com movimentos vigorosos das mãos; têm forte efeito estimulante sobre a circulação e o sistema linfático.

As Energias dos Óleos Ayurvédicos

Óleo de Amêndoa (*Prunus amygdalus*)

Gosto:	doce, levemente amargo
Atributo:	pesado
Potência:	aquece
A Longo Prazo:	doce
Ação Geral:	bom para os rins e os pulmões, nutre a pele e os músculos, alivia as dores e tensões musculares
Ação Específica:	emoliente, expectorante, tônico
Ação Terapêutica:	diminui vata, aumenta pitta e kapha

Óleo de Rícino (*Ricinus communis*)

Gosto:	acre, doce, adstringente
Atributo:	pesado
Potência:	aquece
A Longo Prazo:	acre

Ação Geral: estimula a digestão, reduz a rigidez muscular, reduz a quantidade de ama
Ação Específica: emoliente, analgésico, atua sobre os nervos, afrodisíaco, antiespasmódico, alivia a artrite, melhora a compleição e a pele, reduz a quantidade de ama e promove a cicatrização de feridas; em compressas quentes ou frias, diminui as inflamações, as cólicas e as dores
Ação Terapêutica: diminui vata, aumenta pitta

Óleo de Coco (*Cocus nucifera*)

Gosto: doce
Atributo: pesado
Potência: esfria
A Longo Prazo: doce
Ação Geral: nutre os pulmões e a pele
Ação Específica: refrigerante, emoliente, tônico, reduz as inflamações, bom para psoríase, eczema e queimaduras, é afrodisíaco
Ação Terapêutica: diminui pitta e vata, aumenta kapha e o colesterol

Óleo de Milho (*Zea mays*)

Gosto: doce
Atributo: pesado, secante
Potência: esfria
A Longo Prazo: acre
Ação Geral: sistema urinário, pele
Ação Específica: diurético, emoliente, bom para programas de convalescência, nutre a pele, tem pouquíssimo colesterol
Ação Terapêutica: diminui pitta, é neutro para kapha e aumenta vata

Ghee ou Ghrta (manteiga líquida, manteiga de garrafa)

Gosto: doce
Atributo: pesado
Potência: esfria
A Longo Prazo: doce

O Uso Correto dos Óleos, das Ervas e dos Pós

Ação Geral:	tônico, rejuvenescedor, afrodisíaco, digestivo, estimulante, fortalece o fígado, os rins e o cérebro
Ação Específica:	tônico, rejuvenescedor, nutre os sete dhatus, aumenta a quantidade de ojas, faz bem à voz e à vista; aumenta agni em todas as suas formas
Ação Terapêutica:	diminui vata e pitta, aumenta ligeiramente kapha

Óleo de Mostarda (*Brassica alba*)

Gosto:	acre
Atributo:	leve
Potência:	aquece
A Longo Prazo:	acre
Ação Geral:	estimulante, alivia a congestão e a lentidão corporal
Ação Específica:	estimulante, emoliente, expectorante, antiflatulento, antifúngico e antiparasítico
Ação Terapêutica:	diminui kapha e vata, aumenta pitta e as condições tóxicas do sangue

Óleo de Oliva (*Olea europaea*)

Gosto:	doce
Atributo:	leve
Potência:	neutro
A Longo Prazo:	doce
Ação Geral:	nutre a pele e os cabelos
Ação Específica:	Limpa e fortalece o fígado e a vesícula biliar, é laxante e nutre a pele
Ação Terapêutica:	diminui vata e pitta, aumenta kapha

Óleo de Gergelim (*Sesamum indicum*)

Gosto:	doce
Atributo:	pesado
Potência:	aquece
A Longo Prazo:	doce
Ação Geral:	nutre os ouvidos, a cabeça, os cabelos, os olhos, os dentes, os ossos e o sistema reprodutor da mulher; é digestivo e tônico

Ação Específica:	tônico nutritivo, emoliente, rejuvenescedor, promove o crescimento dos cabelos e dos ossos
Ação Terapêutica:	diminui vata, pode aumentar pitta no verão ou quando já há pitta em excesso; não use quando há excesso de ama no organismo

Óleo de Girassol (*Helianthus annuus*)

Gosto:	doce
Atributo:	pesado
Potência:	esfria
A Longo Prazo:	doce
Ação Geral:	fortalece os pulmões e o sistema linfático
Ação Específica:	emoliente, bom para os pulmões, trata queimaduras, feridas e erupções na pele
Ação Terapêutica:	é equilibrado; é melhor para pitta e para o tratamento de inflamações

O Uso de Pós de Ervas na Massagem

Uma palavrinha sobre os pós. No Ayurveda, quando se fala pó, é isso mesmo que se quer dizer: um *pó* dotado de qualidade medicinal, finíssimo, sem bolotas e grãozinhos maiores, mas peneirado de modo a ficar perfeitamente uniforme. Você teria extrema dificuldade para moer uma raiz ou uma erva para produzir sozinho o tipo de pó do qual estou falando. Isso é possível, mas saiba desde já que não basta, para fazê-lo, usar o moedor de café. Todos os pedacinhos têm de ser moídos e passados por peneiras cada vez mais finas até que, por fim, forma-se um pó finíssimo e uniforme. Há muitas lojas de plantas medicinais que fazem esse serviço. Nos Estados Unidos, também, existem pós como esses para vender.

As ervas são usadas sob a forma de pó para dar uma qualidade áspera e abrasiva à massagem. No Ayurveda, existe todo um sistema de qualidades ou *gunas* (que não são, neste caso, os três gunas — sattva, rajas e tamas). Trata-se de um sistema que engloba dez pares de opostos. É preciso compreendê-lo para compreender o uso dos pós (e o dos óleos também, diga-se de passagem). Os vinte gunas são os seguintes:

Pesado	Leve
Lento (*ou Obtuso*)	Rápido (*ou Agudo*)
Frio	Quente
Oleoso	Seco

O Uso Correto dos Óleos, das Ervas e dos Pós

Escorregadio	Áspero
Denso	Líquido
Mole	Duro
Estático	Móvel
Sutil	Grosseiro
Enevoado	Nítido

Observe que o oposto do escorregadio é o áspero. Kapha e pitta, por conterem ambos o elemento água, são oleosos e às vezes escorregadios. Quando a qualidade escorregadia é predominante no corpo, o uso de pós é indicado. Além disso, o oposto do oleoso é o seco. Quando a pele é muito oleosa, o uso de pós é igualmente recomendado. Como as ervas são todas leves, os pós também são indicados para aqueles casos em que o corpo é dominado por uma sensação de peso. As ervas, por fim, são sutis quanto à energia, e podem ser usadas para combater certas manifestações grosseiras do corpo e da mente, como a letargia mental e física que decorre da vida sedentária (o sujeito que não sai do sofá).

Pode-se ver que os pós são usados principalmente para kapha, depois para pitta, e por último, quase nunca, para vata. Para os tipos vata, os pós podem ser usados para eliminar o excesso de óleo que fica depois da massagem. Quando há muito nervosismo e agitação, pode-se usar pó de cálamo, jatamansi ou valeriana. Gengibre e canela podem ser usados para estimular e ashwagandha, alcaçuz e dashamula para nutrir o corpo.

Os tipos pitta devem receber aplicações de pó junto com as de óleo. Eles costumam sofrer de inflamações e erupções da pele, e você deve levar esse fato em conta ao escolher os óleos e pós que vai usar. Os óleos de coco e girassol são os melhores para as inflamações da pele, e devem ser associados aos pós de coentro e/ou açafrão-da-índia. O açafrão é uma erva excepcionalmente boa para curar todos os problemas de pele e é quase tridóshica, ou seja, boa para todos os humores. Quando existe de fato o problema de pele, o melhor é tratá-lo primeiro internamente, com ervas frias e amargas que limpam o sangue, o fígado e o baço, que são os responsáveis pelo estado da pele. Sempre que a pele encontra-se fortemente irritada, a causa está nesses órgãos e no sub-humor bhrajaka pitta. A pessoa, antes de submeter-se a qualquer trabalho de massagem externa, deve procurar um clínico geral ayurvédico para obter um tratamento de dieta e de ervas medicinais. Certas pastas (pomadas), como a de açafrão, são boas para ser aplicadas em uso externo ao mesmo tempo, mas para tanto deve-se obter a ajuda de um profissional ou consultar o livro *Ayurvedic Healing* [2].

---

[2] Frawley, Dr. David. *Ayurvedic Healing: A Comprehensive Guide*. Salt Lake City, UT: Passage Press, 1989.

Os tipos kapha são os que mais se beneficiam do uso dos pós na terapia de massagem. As qualidades áspera, dura, seca e leve são opostas às de kapha. Quando procuramos pós que tenham essas qualidades e aplicamo-los de maneira profunda e vigorosa, conseguimos enviar kapha de volta ao seu lugar de origem ou pacificar esse humor. Os pós desempenham papel de destaque nos métodos de Abhyanga e papel secundário nos de Snehana.

Todos os pós de ervas recomendados para kapha são quentes e estimulantes. Devem ser aplicados em quantidades generosas depois de uma leve aplicação de um óleo apropriado. O importante neste caso é procurar fazer o óleo e o pó penetrarem nos poros da pele com movimentos profundos, firmes e vigorosos das mãos. Os tipos kapha precisam de uma massagem estimulante e de uma pressão mais profunda para ter o seu metabolismo estimulado. A cultura indiana é predominantemente kapha. Por isso, muita gente acha que a massagem ayurvédica é exclusivamente profunda, vigorosa e penetrante — o que não é verdade. A confusão acontece porque a maioria dos indianos, independentemente da constituição natal, gostam desse tipo de massagem, o que é perfeitamente normal para os tipos kapha e para uma cultura kapha.

Alguns Óleos Ayurvédicos Famosos

Eis uma lista de alguns dos óleos ayurvédicos mais famosos. Apresento aqui as formas mais simples das receitas. Às vezes, essas mesmas fórmulas têm mais de trinta ingredientes. Como a maioria desses ingredientes não pode ser encontrada no Ocidente, não há por que mencioná-los aqui.

Óleo de Bhringaraj — bhringaraj e óleo de gergelim
   É bom para pitta e para o embranquecimento precoce dos cabelos; nutre a mente.

Óleo de Brahmi — brahmi (cola de gotu) e óleo de coco (às vezes, gergelim)
   É bom para pitta e vata, nutre a mente e os sentidos, acalma os nervos, melhora a memória e cura dores de cabeça e insônia.

Óleo de Cálamo — cálamo e óleo de gergelim
   É bom para vata, para as tensões nervosas, para a ansiedade e para os problemas mentais.

Óleo de Chandan — chandan (sândalo) e óleo de gergelim
   É bom para pitta e alivia as inflamações, a dor de cabeça com queimação e a febre.

Óleo de Mahanarayan — shatavari, bilva, ashwagandha, bala, rícino, brihati e óleo de gergelim
   É bom para dores musculares, artrite, reumatismo e paralisia.

Triphala Ghee — triphala (ou seja, três frutas: amalaki, bibhitaki e haritaki) e *ghee*
Embora não seja um óleo, equilibra os três humores e é bom para os olhos e a cabeça; em uso interno, expele ama e aumenta a potência de agni. No uso externo, é melhor para os tipos pitta.

Prática — Como Fazer um Óleo de Ervas para a Massagem

Fazer um óleo medicinal não é difícil, mas leva tempo. Vou apresentar o método que eu mesmo uso e que é o mais fácil de se fazer em casa. Depois que você fizer isso uma ou duas vezes, compreenderá por que os bons óleos medicinais são tão caros.

Comece por escolher a fórmula que você quer e por comprar óleos e ervas de alta qualidade. Não compre óleos essenciais baratos, pois na grande maioria das vezes são adulterados. Eles duram bastante tempo, por isso vale a pena comprar um de qualidade medicinal. Quando tiver reunido todos os ingredientes, você pode começar.

Primeiro, tome as ervas que você quiser na proporção que você quiser e faça uma decocção delas em água. Um exemplo: 3 partes de shatavari, 3 partes de ashwagandha, uma parte de cálamo, uma parte de alcaçuz e uma parte de gengibre. Coloque-as em água morna à razão de meia onça de ervas (15,55 g) para cada xícara d'água. Em quatro xícaras de água, você teria então duas onças de ervas (62,2 g) inteiras, cortadas ou moídas. Ferva a mistura por uma hora e deixe descansar por uma hora. Coe a decocção e despeje o líquido assim obtido em outra panela, na qual deve haver uma quantidade igual de óleo (ou seja, uma xícara de óleo para cada xícara da decocção).

Não tampe a panela. Cozinhe essa mistura de óleo e chá em fogo baixíssimo por umas duas horas (ou mais; se estiver fazendo grande quantidade de óleo medicinal, umas oito ou nove horas). *Não deixe ferver.* Cozinhe a mistura dessa maneira até toda a água evaporar e só o óleo permanecer. Para verificar, deixe cair uma gota de água na mistura; se ela evaporar, está pronta. Ou senão, mexa a mistura para ver se o óleo não está flutuando sobre um líquido semelhante à água. Quando você tiver certeza de que toda a água evaporou, deixe o óleo esfriar. Depois de frio, envase-o em frascos de vidro escuro. Em cada frasco de óleo, acrescente 25 gotas de óleo essencial para aumentar a ação terapêutica e harmonizar o aroma do preparado. Jamais ponha mais de trinta gotas de óleo essencial a cada 100 ml de óleo. Durante todo o processo, tome muito cuidado para não queimar o óleo. Essa substância é inflamável por natureza; portanto, não a deixe derramar nem pegar fogo durante a etapa de evaporação da água. Boa sorte!

9 Três Técnicas Diferentes de Massagem

> *"O Si Mesmo conhece todas as coisas cognoscíveis. Ninguém, porém, O conhece. Ele é a própria consciência, o próprio conhecimento, e é diferente do conhecido e do desconhecido, do cognoscível e do incognoscível."*
>
> — Pancadasi, III-18

Há muitos anos, meu mestre estava hospedado com alguns amigos e discípulos seus no noroeste da Índia. Todos eles queriam muito que ele conhecesse um certo iogue daquela região e procuraram convencê-lo disso. Ao cabo de alguns dias, ele concordou. No dia seguinte, o grupo de cinco pessoas foi de carro até o ashram desse iogue, numa viagem de três horas.

Ora, esse iogue era muito especial, pois tinha a capacidade de ler as mentes e dar respostas às pessoas antes mesmo que elas fizessem suas perguntas. Desnecessário dizer que, nos dias em que ele dava audiência, esse poder atraía uma grande multidão. O iogue respondia às perguntas das pessoas e abençoava-as segundo o costume. Mas o costume também determina que cada qual dê um pouco de dinheiro, ou muito dinheiro, para o iogue em troca de sua bênção. É isso o que rezam as convenções, e todos parecem perfeitamente satisfeitos com esse estado de coisas.

Os cinco chegaram ao ashram. Os amigos de meu mestre, Sri Poonjaji, estavam muito felizes, pois achavam que o iogue daria sua bênção ao mestre, acrescentado mais mérito ainda ao mestre que haviam escolhido. Cada qual escreveu sua pergunta num pedacinho de papel e introduziu o papel no bolso. Sri Poonjaji fez tudo o que os outros estavam fazendo e sentou-se junto com eles no chão até chegar-lhes a vez. O iogue, sentado em sua plataforma, leu e respondeu às perguntas de todos os membros do grupo. Porém, quando chegou a vez de Sri Poonjaji, o iogue encarou-o por um instante e depois passou à pessoa seguinte, sem dizer nada.

Os amigos de meu mestre ficaram extremamente decepcionados. Permaneceram desanimados por todo o resto da sessão e, quando ela acabou, levantaram-se devagar junto com os outros para sair. Então, um criado do iogue veio correndo a Poonjaji, pedindo-lhe que fosse conversar com o iogue em particular. Nossos amigos ficaram novamente felizes e infinitamente curiosos. O iogue quase nunca falava com ninguém em particular.

Poonjaji entrou na sala do iogue e sentou-se. O iogue tocou-lhe os pés e disse: "Por favor, ensine-me o poder que o senhor tem."

Poonjaji respondeu: "De que poder você está falando? Não tenho poder nenhum."

O iogue falou o seguinte: "Eu tenho o poder de ler a mente das pessoas e os papeizinhos que elas têm no bolso. Levei quinze anos para aprender esse *siddhi* (poder paranormal). Quando chegou a sua vez, não havia nada em sua mente. O senhor tem o poder do silêncio. Meu guru não podia me ensinar esse poder, pois ele mesmo não tinha esse silêncio. O senhor é o primeiro homem que conheço que tem esse poder. Por favor, ensine-o a mim."

Poonjaji respondeu que, se o iogue quisesse aprender o silêncio, teria de abandonar o ashram e segui-lo, pois não tinha residência fixa e, naquela época, viajava continuamente. Nunca ficava por muito tempo no mesmo lugar. O iogue não queria desistir do ashram e do estilo de vida ao qual estava acostumado, e por isso não aprendeu o que queria. Meu mestre saiu com seus amigos e achou muita graça do acontecido. Não há poder mais forte do que o silêncio.

Portanto, o silêncio é o fundamento de todas as técnicas. A imobilidade da mente é o elemento fundamental necessário para o êxito da massagem. Essa imobilidade permite que a técnica saia naturalmente de você, permite que você se funda com seu cliente numa profunda relação de ser. Nesse estado, o prana passa sem esforço algum de você para o paciente. Nele, pode manifestar-se uma qualidade impossível de cultivar. A essa qualidade alguns dão o nome de amor, outros de Deus. Seja o nome qual for, essa graça só pode acontecer quando existe o silêncio. O pensamento e o amor não podem coexistir.

Preparação para a Massagem

Talvez a técnica mais importante seja a da preparação do paciente para a sessão terapêutica. Trata-se de uma fase fundamental da situação terapêutica e, não obstante, é freqüentemente esquecida pelos terapeutas. A ausência ou a insuficiência da preparação mental, emocional e física do cliente reduz ou mesmo anula a eficácia do tratamento. A preparação correta, por sua vez, possibilita que você obtenha resultados muito melhores com o uso dos mesmos métodos técnicos.

Os motivos desse fato são tão complexos quanto o próprio ser humano e variam de cultura para cultura. No entanto, tudo pode se resumir numa coisa muito simples: o que todos querem é o amor. Cada pessoa quer se sentir segura, sentir que está em mãos boas e amorosas, antes de entrar em qualquer processo de terapia ou autotransformação. Antes que esse processo de transformação possa acontecer, o cliente tem de sentir-se — pelo menos intuitivamente — seguro e garantido. É esse o ambiente básico que você tem de proporcionar. Quando esse ambiente existe, a abertura pode acontecer ou não, mas pelo menos você sabe que criou todas as condições para que ela de fato aconteça. Isso diz respeito, antes de mais nada, a você enquanto pessoa e ao seu grau de desenvolvimento individual.

Seu ambiente de trabalho também é muito importante. A disposição da sala de consulta afeta o cliente e a confiança que ele tem na sua pessoa. Você deve escolher um estilo pessoal no qual se sinta à vontade e que seja, ao mesmo tempo, limpo e higiênico. Deve ter a aparência de um profissional, agir como um profissional e ser de fato profissional — sem perder a tranqüilidade e o bom humor. Seus óleos e pós devem ser postos em frascos adequados, de boa aparência, que sejam também fáceis de usar. O incenso, as flores e os óleos essenciais são todos úteis para constituir um ambiente propício à massagem. Certos elementos de apoio, como uma música suave, podem ser adequados, às vezes, para certos indivíduos.

Depois vem a preparação física. Ela se baseia na sua capacidade de compreender a prakruti, a vakruti e a prakruti mental do cliente, seu grau de força e resistência físicas, sua idade e o grau em que ele está receptivo a você e ao seu trabalho. A captação de todos esses fatores pode se dar numa fração de segundo; às vezes, porém, você precisa conversar com o cliente por pelo menos cinco a dez minutos só para *perceber o que ele é capaz de receber*. Se você não compreender isso, poderá colocar a si mesmo numa situação embaraçosa ou incômoda. Ou senão pode acabar fazendo o que muitos massagistas fazem: lançar o seu próprio fracasso no rosto do cliente, com frases como "Você não consegue relaxar", "Você está tenso demais", "A dor faz parte do processo" ou "Aqueles nós não queriam sair, mas eu consegui". Eis aí alguns exemplos dos mecanismos pelos quais os terapeutas negam a sua própria responsabilidade de compreender o cliente e a capacidade que este tem de receber a terapia. Quando este fato é compreendido, a terapia torna-se muito mais eficaz, especialmente a longo prazo.

O Ayurveda propõe um método claro e preciso de "conhecimento do cliente", que não existe em outras escolas de trabalho corporal. Pode até ser que a massagem ocidental seja mais avançada no que diz respeito à técnica, mas está anos-luz atrás do Ayurveda no que diz respeito ao uso de uma metodologia adequada em vista da compreensão das pessoas com quem se trabalha. Há escolas que nem sequer levam em conta os indivíduos. O objetivo delas é o de aplicar, à força, o mesmo método sobre todos os pacientes, independentemente de eles poderem tirar algum benefício desse método ou não. Eis aí um exemplo de verdadeira ignorância que chega às raias da estupidez. Não obstante, essas escolas e métodos são todos válidos e bons. Não é a técnica que está em questão aqui; é a sua compreensão do cliente como pessoa.

Você gostaria de ser tratado como um número numa lista de pessoas anônimas? Não preferiria ser tratado como um indivíduo único e singular? Não gostaria de ser objeto de uma terapia especialmente concebida para o seu corpo e a sua mente? É claro que sim. Não existe nenhuma pessoa neste mundo que não prefira um tratamento individual quando isso é possível. A medicina ayurvédica proporciona essa possibilidade, desde que o médico a esteja praticando de acordo com os seus verdadeiros preceitos. Esses preceitos têm por objeto o tratamento dos indivíduos segundo as suas diferenças, e não o tratamento das pessoas em geral.

Se você já tem ou é capaz de desenvolver a capacidade de compreender a constituição natal da pessoa com quem está trabalhando, já está a meio caminho de saber qual é o tipo de massagem de que essa pessoa necessita e o quanto de massagem ela pode receber. Quando você souber identificar também o estado de desequilíbrio, ou vakruti, já saberá perfeitamente quais os óleos, ervas medicinais e espécies de técnicas a ser aplicadas na pessoa. Nisso consiste a atitude do Ayurveda em relação a massagem, e é por isso que você tem o dever de aprender os princípios básicos da arte do diagnóstico.

A primeira preparação diz respeito a você e ao estado do seu prana. Falamos disso no Capítulo 3. Depois desse, o elemento mais importante consiste em saber o que o seu cliente é capaz de agüentar ou está pronto para receber. No Capítulo 1, demos uma explicação dos dez tipos de constituição e falamos sobre esse assunto. Seus clientes vão se inserir nessas categorias gerais, e demos diretrizes que lhe mostram quais são os tipos de massagem mais adequados a cada constituição. O Capítulo 4 trata do diagnóstico, de modo que você possa compreender o desequilíbrio que está afetando seu cliente e o que você pode fazer para conservar o equilíbrio. Depois de todos esses, o elemento mais importante é o seu prana e a capacidade que você tem de fazê-lo entrar na outra pessoa. Isso acontece naturalmente, mas pode ser intensificado pelo terapeuta, como dissemos no Capítulo 3.

Depois vêm os remédios propriamente ditos — ervas, óleos e essências, que devem ser aplicados de acordo com a constituição do cliente.

Você pode usar só três óleos básicos. Para trabalhar, não é preciso ter seis ou nove óleos diferentes — embora isso possa ser útil. Três óleos básicos bastam para que você trabalhe com as pessoas. Os pós também são importantes e úteis, mas não são absolutamente necessários para o trabalho. Os óleos essenciais podem ser o elemento básico do seu método ou um elemento secundário — você há de determinar isso com base na experiência própria, no tipo de clientes que tem e com o passar do tempo.

O elemento menos importante é a técnica. É triste mas é verdade: muita gente passa anos e anos esforçando-se para aprender técnicas e mais técnicas mas ignora os outros aspectos do tratamento das pessoas, começando por eles mesmos. Esse é um dos motivos pelos quais muitos massagistas ocidentais acham que a massagem ayurvédica é simplista e pouco sofisticada. A verdade é que o Ayurveda é tão mais abrangente que os seus principais aspectos permanecem ignorados. Essa gente só presta atenção à técnica; não conseguem assistir ao filme porque estão com o olhar fixo no assento à sua frente.

Apesar desse mal-entendido, existem na verdade três grandes técnicas de massagem ayurvédica. Além disso, cada um desses métodos tem muitas variações. O método de massagem dos marmas que descrevi também se divide nessas três técnicas básicas, e o mesmo acontece com os métodos ocidentais.

Harmonização — Sattva

Sattva é harmonia. Todas as coisas que fazemos para harmonizar são sátvicas por natureza. Por isso, todas as atividades ou substâncias que provocam um efeito de harmonização são sátvicas. A massagem de harmonização é indicada quando o paciente precisa ser acalmado, pacificado ou nutrido. É uma técnica necessária em casos de distúrbios nervosos, tensão, ansiedade, hipersensibilidade e todas as possíveis perturbações de vata.

A técnica da harmonização começa com a sua própria harmonia. Como o estado do seu ser passa diretamente para o cliente, o melhor é fazer uns cinco ou dez minutos de meditação antes de começar a massagem. Quando você estiver calmo e centrado, comece a trabalhar. Se a sua mente e os seus pranas estiverem perturbados, você não será capaz de fazer a massagem de harmonização, muito embora execute corretamente os movimentos das mãos.

O fundamento da técnica de harmonização são os movimentos suaves, superficiais e circulares das mãos. Os movimentos circulares no sentido horário dão energia ao corpo; no sentido anti-horário, liberam a energia presa no corpo, como eu já disse no capítulo sobre os marmas (ver Figura 14). Os movimentos podem ser rápidos e enérgicos ou lentos e suaves.

Em geral, as técnicas de massagem ayurvédica tendem mais para o vivo, o enérgico e o vigoroso. Isso porque um dos objetivos da massagem é o de religar as diversas regiões e camadas do corpo entre si. De hábito, só a cabeça é tratada com mais cuidado, muito embora o couro cabeludo e o cabelo sejam esfregados vigorosamente sempre que possível. Este método, o de harmonização, é o mais suave e macio dos três. As diferenças entre os três métodos são diferenças de:
- pressão,
- profundidade
- e movimento.

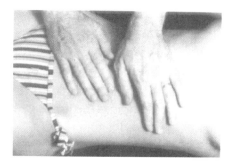

Figura 14

Como já dissemos, o método de harmonização faz uso de movimentos circulares e é mais adequado para os tipos vata ou perturbações de vata no corpo. O massagista deve alternar os círculos no sentido horário com outros no sentido anti-horário. Essa é uma técnica que, além de nutrir a pele, ajuda a abrir, soltar e estimular o plasma, o sistema linfático e a circulação sangüínea.

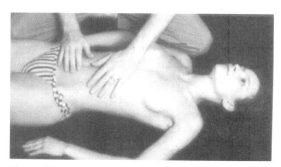

Figura 15

Os movimentos devem ser amplos e vivos, cobrindo uma área tão grande quanto possível (Figura 15). Deve-se começar da cabeça e dos ombros e passar daí para baixo (Figura 16). O corpo inteiro deve ser massageado dessa maneira — não só a frente e as costas, mas também os lados esquerdo e direito.

Os métodos de harmonização servem para acalmar e harmonizar os cinco pranas. Isso é especialmente importante para os órgãos de ação e os órgãos dos sentidos. É este o método correto a ser empregado para a pacificação da atividade conjunta dos nadis, do prana e dos sentidos. É importante para a correção do estresse, da tensão por excesso de trabalho, da ansiedade e de outros distúrbios decorrentes do uso excessivo ou do mau uso dos sentidos. A massagem feita na cabeça com este método harmoniza o prana vayu; o trabalho no pescoço e nos ombros harmoniza udana vayu; na região do coração, vyana e prana vayus; na região do umbigo, samana vayu; e abaixo do umbigo, apana vayu. O trabalho sobre os pranas e a harmonização deles permite que a pessoa alcance um nível mais profundo de relaxamento. Lembre-se que são os pranas que controlam o sistema nervoso.

Os óleos sátvicos são os de gergelim e oliva e a *ghee*. Podem ser usados quando o que se deseja é um efeito harmonizante. As essências florais também são bastante sátvicas e podem ser acrescentadas aos óleos em vista desse fim. Nessa aplicação geral das técnicas de harmonização, não se costumam usar óleos que aquecem e estimulam.

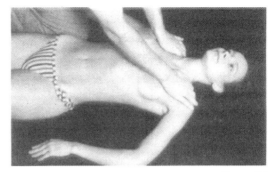

Figura 16

Ativação — Rajas

Rajas é ação. Todas as coisas que fazemos para estimular e ativar são rajásicas por natureza. Os procedimentos e produtos estimulantes são dotados da qualidade rajas. A massagem de ativação serve para a religação dos tecidos entre si, a estimulação do metabolismo, a expulsão de toxinas, a intensificação de agni e da atividade digestiva, o alívio das tensões musculares, o rompimento de nós e o tratamento dos distúrbios reumatóides e da artrite. Pode ser adequada a todas as constituições, dependendo do caso. É especialmente boa para os tipos kapha e pitta; os vata devem ser tratados segundo a sua vakruti.

A técnica de ativação exige que o terapeuta seja enérgico e firme. O silêncio da mente colabora para isso, na medida em que permite que os pranas saiam facilmente do corpo. O terapeuta deve permanecer interiorizado e concentrado no paciente para aplicar este método.

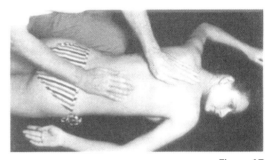

Figura 17

O fundamento da técnica de ativação são movimentos penetrantes, firmes e rápidos que pegam desde o nível superficial até o profundo. As mãos se movem sobre o corpo na direção vertical (Figura 17). Devem ser postas lado a lado e mover-se em sentidos opostos quando a massagem só pega o nível superficial da pele (Figura 18). Quando alcança os tecidos mais profundos, todos os movimentos devem ser de cima para baixo, do pescoço em direção aos pés. Todos os tecidos devem ser pressionados para baixo e

Três Técnicas Diferentes de Massagem

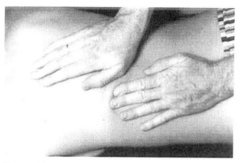

Figura 18

para os lados quando você seguir os músculos e os tendões de cima para baixo (Figura 19). No nível superficial, os movimentos são enérgicos e rápidos; nos níveis médio e profundo, são firmes e também rápidos.

O objetivo da técnica de ativação é o de abrir as regiões duras ou fechadas do corpo para que possam ser trabalhadas; não é necessariamente o de eliminar as tensões. Ela age de modo a romper e pôr em movimento a energia estagnada nos tendões, músculos, nervos e nadis. Uma das suas principais finalidades é a de preparar o caminho para a técnica de liberação.

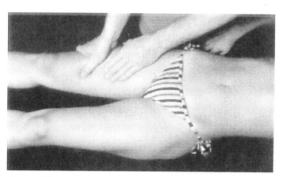

Figura 19

O método de ativação deve ser feito no corpo inteiro nos níveis superficial e médio dos tecidos antes de você penetrar mais fundo. Os movimentos devem ser vigorosos e enérgicos a fim de despertar as energias sutis e estimular a circulação do sangue. O aumento do fluxo de sangue ajuda a dilatar os tecidos e os músculos, colaborando com o trabalho de massagem profunda.

A técnica de ativação deve ainda fazer aumentar a atividade metabólica do corpo inteiro e restabelecer o vínculo energético entre suas diferentes partes, como, por exemplo, as partes acima e abaixo da cintura, ou as coxas e as canelas. Deve ser feita com óleo suficiente para lubrificar a pele, sem deixar de criar fricção.

Com os tipos kapha, esta é a hora de usar os pós. Primeiro, aplique óleo e faça uma massagem vigorosa num dos lados do corpo (ou o da frente ou o de trás), passando pelo corpo inteiro, os lados direito e esquerdo inclusive. Depois aplique pó e repita os mesmos movimentos vigorosos. Cuide de remover todo o óleo da pele da pessoa, aplicando mais pó sempre que necessário. Desenvolva bastante fricção com movimentos de mão ásperos e estimulantes. Ao terminar, faça a mesma coisa do outro lado do corpo.

Este método estimula os cinco pranas. A massagem geral do corpo ativa vyana vayu; o trabalho no pescoço e nos ombros estimula udana vayu; no peito e na região do coração, o prana vayu; movimentos revigorantes na região do abdômen estimulam samana vayu; e o trabalho abaixo do umbigo ativa apana vayu. Esta técnica garante a estimulação dos cinco pranas e ajuda a limpar o corpo de toxinas e os nadis de seus bloqueios.

Os óleos e ervas que aquecem fazem parte deste método de terapia de ativação. Óleos como os de rícino e mostarda são estimulantes. Porém, podem-se usar também óleos resfriantes, como os de oliva e coco, com esta técnica de ativação. Isso vale sobretudo para as pessoas de tipo pitta. Este é um fator fundamental do Ayurveda que tem de ser muito bem compreendido. *O Ayurveda é uma ciência das energias*. Isso significa que você pode empregar qualquer estratégia terapêutica em qualquer tipo de pessoa, desde que o processo energético seja compreendido e o resultado seja o equilíbrio dos três humores, vata, pitta e kapha. Em outras palavras, às vezes convém usar óleos quentes e estimulantes com a massagem de harmonização ou óleos frios e tranqüilizantes com os métodos vigorosos de estimulação e ativação.

Liberação — Tamas

Tamas é inerte. Todos os aspectos inertes e apáticos do nosso ser são tamásicos por natureza. Tudo o que fazemos para mudar nossos hábitos inveterados ou latentes tem uma qualidade libertadora. É a essa liberação das energias e hábitos tamásicos do corpo que nós chamamos de técnica de liberação. Para mudar tamas, precisamos usar rajas. Ou seja, precisamos usar o toque ativador de rajas para "abrir" o corpo e criar a possibilidade da liberação de tamas.

Na massagem, tamas equivale a todos os padrões e hábitos fixos do corpo. No Capítulo 3, falei sobre como a Yoga e o Ayurveda compreendem esses padrões e hábitos, que são, no caso, chamados de vasanas e samskaras. Eles ficam contidos no corpo físico e nos corpos sutis. A massagem por si só não pode nos livrar completamente dessas impressões latentes. O terapeuta pode ajudar o cliente nesse processo. Mas, mesmo assim, essa ajuda só pode se dar num campo bastante exterior — ou seja, num campo que não tem a ver com a essência real do ser humano. Por outro lado, essa ajuda que o terapeuta pode dar resultará, para o cliente, num processo de transformação muito forte. O ideal é que o cliente dê início, a partir daí, a um processo de reflexão interior, no que será também apoiado pelo terapeuta (se este cumprir a sua função como deve).

Em geral, não convém usar esta técnica na primeira sessão. Às vezes isso acontece naturalmente, mas só em raras ocasiões. Trata-se de uma técnica que, nas situações corretas, pode ser aplicada em todos os tipos de pessoas. É mais adequada para os tipos pitta e kapha. Os tipos vata puros muitas vezes chegam aos mesmos resultados por meio de métodos puramente energéticos que incidem diretamente sobre as impressões latentes. As técnicas de cura prânica e outras que não envolvem o toque corporal direto podem funcionar muito bem para os tipos vata, desde que o praticante tenha perfeita consciência do que está acontecendo. São métodos que podem ser úteis para vata, especialmente para os tipos reprimidos e introvertidos.

As impressões são criadas nesta vida pela repetição constante de uma emoção, pensamento ou ação. Essas coisas não só nos condicionam a mente como também se alojam nos tecidos do corpo. O lugar onde se instalam depende antes de mais nada do tipo de prana e do nadi envolvido. Além disso, a própria situação — um acidente de carro ou um forte trauma emocional, por exemplo — pode determinar a localização física das impressões. Os vasanas e samskaras também tendem a acumular-se em volta dos diversos chakras. De quais? Bem, isso depende da função fisiopsicológica do chakra e da natureza da impressão. O semelhante atrai o semelhante. Não obstante, em última análise, são os pranas os responsáveis pela conservação e pela liberação da impressão latente. No geral, a impressão constrange ou "aperta" o nadi associado a ela, provocando algum tipo de distúrbio prânico. É por isso que a dor e outros sintomas desse tipo estão quase sempre associados às impressões guardadas.

O trabalho de massagem dos tecidos profundos pode ajudar a soltar essas impressões. Isso só acontece, porém, quando existe "espaço" suficiente e uma afinidade energética entre o cliente e o terapeuta. O espaço a que me refiro é o espaço psicológico, não o espaço físico do corpo. Na verdade, a liberação ou soltura das impressões tem muito pouco a ver com os tecidos, que só funcionam como catalisadores do processo. Sob este aspecto, como muitos dos leitores já hão de saber, a massagem dos tecidos profundos é um auxílio maravilhoso. Porém, não confunda os tecidos físicos com o que está realmente acontecendo.

O melhor método para a liberação das impressões é bem conhecido — a respiração. Porém, não é o ar que faz o serviço, mas o prana. O método padrão ensinado no Ocidente consiste no seguinte: primeiro, o terapeuta encontra um lugar que, a seu ver, está "segurando" alguma coisa, quer se trate de tensão, quer se trate de uma impressão emocional; então, aplica lentamente sobre esse lugar uma pressão profunda — aplicando mais pressão quando o paciente expira o ar e relaxando um pouquinho a pressão quando ele inspira. Isso colabora para a liberação da tensão, etc. Na verdade, o que acontece é que, na expiração, a tensão guardada está sendo liberada pelo fluxo de prana que vem do terapeuta. A maioria dos terapeutas sincronizam a sua própria respiração com a do paciente neste trabalho profundo de liberação — e isto é correto. A expiração do terapeuta dirige o seu prana ao paciente e o ajuda a liberar o prana preso sob a forma de tensão.

Quando todas as condições são favoráveis — ou seja, quando o paciente tem confiança em você e está pronto a se livrar de algumas das suas impressões —, esse movimento natural do prana começa a liberar as impressões junto com as tensões musculares. A melhor coisa que você pode fazer para obter êxito na prática deste método é desenvolver o seu próprio prana. A segunda melhor é criar um ambiente que transmita segurança ao cliente. Quanto a isso, é importantíssimo que você saiba em que medida seus clientes estão dispostos a processar e se livrar das tensões guardadas. É um assunto a ser discutido com eles no decorrer de várias sessões. E a decisão de empreender um trabalho profundo e penetrante — que às vezes libera as impressões guardadas, mas às vezes não — deve ser tomada pelos dois juntos, terapeuta e cliente. Mesmo que os samskaras não sejam diretamente atingidos, o processo fará com que eles sejam liberados no decorrer do tempo. Este trabalho é sempre benéfico; se no momento nada de especial acontecer, acontecerá mais tarde.

Eis agora o método segundo a doutrina ayurvédica. Comece com as técnicas de ativação, para abrir e estimular os tecidos e o metabolismo em geral. Depois, diga ao cliente o que você acha que se deve fazer e obtenha, se possível, a concordância dele com o trabalho profundo de liberação. Esse trabalho pode ser descrito em palavras simples, se você quiser — uma simples questão de tensão e dor. Pode, por outro lado, ser descrito como um processo de liberação das tensões emocionais ou energéticas. Seja como for, é importante que você tenha a aprovação do cliente para trabalhar. Quando este tipo de massagem entra em jogo, não suponha sequer por um momento que o fato de o cliente ter vindo procurá-lo dá a você o direito de massageá-lo num nível profundo sem a permissão dele. Essa regra vale para os outros dois métodos, mas não para este aqui.

Quando o corpo estiver aquecido, estimulado e preparado pela massagem de ativação, e o cliente estiver relaxado, você pode começar. Parta da região superior do corpo e vá caminhando para baixo. Podem ser necessárias várias sessões, ou mesmo muitas, para que você chegue aos pés. Não obstante, todas essas técnicas devem começar no pescoço e terminar nos pés. O movimento é, em geral, de cima para baixo.

Vá ao primeiro lugar que lhe parecer tenso. Depois da preparação, os músculos provavelmente já estarão aquecidos e relativamente relaxados; se não, estimule-os novamente com movimentos vigorosos, aquecendo-os e estimulando-os. Então aplique pressão junto com a expiração, primeiro com a mão espalmada sobre a região toda, sem pegar especificamente um ponto. Sincronize a sua respiração com a do cliente. Se o cliente não estiver respirando bem (respiração superficial ou irregular), chame-lhe a atenção para o fato e faça-o respirar junto com você. Quando vocês estiverem respirando juntos, aplique uma pressão profunda e penetrante com o polegar, com os outros dedos ou com os nós dos primeiros dois dedos. Sempre aplique a pressão na expiração e contenha-a um pouco na inspiração.

A diferença entre esta técnica e a anterior é que a anterior tinha a finalidade de abrir e movimentar. Já esta busca dissolver e liberar as tensões mediante um confronto direto. Deve ser usada junto com a outra. Ao passo que aquela é revigorante, esta é penetrante; a pressão é aplicada com força e por bastante tempo sobre o mesmo lugar. É necessária uma pressão forte e constante. Às vezes, é preciso apertar um ponto durante cinco minutos ou mais para dissipar a tensão. Não é um método rápido. Seus requisitos são tempo, resistência, paciência e uma pressão constante. Você não deve abrandar a pressão sobre a região onde está trabalhando até sentir que a tensão foi liberada ou que o cliente chegou ao seu limite de suportabilidade.

Pode-se trabalhar bastante com a palma da mão antes de começar a usar o polegar. Com freqüência, a palma constitui um instrumento melhor para liberar a maioria das tensões, antes que o polegar, os dedos ou os nós dos dedos sejam usados para penetrar em pontos específicos.

Você pode associar movimentos circulares no sentido anti-horário a essa pressão. O objetivo desta técnica é o de penetrar no tecido conjuntivo profundo ou na parte interior dos músculos e liberar as tensões que lá se acumulam. Isso se faz principalmente por meio da pressão; porém, o uso de movimentos circulares no sentido anti-horário pode ajudar. Se ajudar, use-os.

A pressão vai causar dor; porém, o paciente deve ser capaz de liberar essa dor com a expiração do ar. Se a dor não abrandar, alivie a pressão e passe a outro ponto. Nunca obrigue o processo a acontecer. Se o corpo não estiver disposto a liberar a tensão, não o force. Peça ao cliente que volte para outras sessões.

Muita atenção e muito cuidado com os marmas. No geral, não se podem ou não se devem aplicar técnicas muito profundas e penetrantes na cabeça, no pescoço, no peito e no abdômen. São regiões muito sensíveis que devem ser massageadas com menos pressão. Caso se faça o contrário, o cliente corre o sério risco de sair machucado. A pressão profunda é benéfica, no geral, para os marmas localizados nos outros pontos do corpo. Não obstante, quando trabalha com os tecidos profundos, o terapeuta deve ter um perfeito conhecimento dos pontos onde se localizam os marmas e das funções desses pontos.

10 Abhyanga

> *"A bem-aventurança natural do Si Mesmo é estável e uniforme, mas a mente, em virtude da sua natureza volúvel, passa num instante da alegria à tristeza. Ambas essas coisas, portanto, devem ser encaradas como criações da mente."*
>
> — Pancadasi, XIII-74

A esta altura, já deve estar perfeitamente claro que o Ayurveda dá mais importância ao autoconhecimento do terapeuta, ao conhecimento da natureza do cliente, à compreensão do desequilíbrio ou da doença a ser tratada e ao conhecimento dos agentes terapêuticos corretos (óleos, ervas, etc.) do que à técnica de massagem propriamente dita.

A técnica, porém, é importante. Isso é evidente para aqueles que praticam a massagem ocidental há muitos anos. Este livro não tem de maneira alguma o objetivo de ridicularizar ou diminuir a importância da técnica, mas sim, nos capítulos anteriores, de situar a técnica no seu lugar correto dentro do sistema ayurvédico. Nós, que somos ocidentais altamente versados nos aspectos técnicos da massagem, temos agora o dever de enriquecer o sistema ayurvédico com nossos conhecimentos — depois de nos submetermos perfeitamente aos princípios básicos propostos pela tradição.

Temos, na França, um exemplo evidente disto que estou falando. Chegou por lá um indiano que abriu escolas de massagem "ayurvédica" na França e na Suíça. Seus alunos aprendem a massagear as mãos por uma semana, os pés por uma semana e assim por diante, a maioria das partes do corpo. Porém, quando o curso termina, eles não têm compreensão alguma da sua própria natureza, e muito menos da prakruti dos seus futuros pacientes. Não conhecem nada do que foi apresentado nos primeiros nove capítulos deste livro e, infelizmente, são absolutamente incapazes de inserir as técnicas que aprenderam num esquema integrado de tratamento.

Este também não é um caso isolado. Ele tem algo a nos ensinar sobre os efeitos de duas coisas: 1) uma massagem baseada somente na técnica; e 2) um professor desqualificado. Existem casos semelhantes em todos os países ocidentais, não só de indianos que se afirmam conhecedores do

Ayurveda pelo simples fato de terem nascido naquele país (é a mesma coisa que todos os franceses pretenderem cozinhar bem ou todos os italianos se afirmarem especialistas em desenho industrial), mas também de representantes das escolas mecânicas de massagem.

As escolas mecânicas de massagem são derivadas da tradição da medicina alopática (a medicina ocidental moderna). Segundo os representantes dessas escolas, o corpo é separado da mente e das emoções — muito embora eles admitam, muitíssimo a contragosto, que as doenças têm uma origem psicossomática. Segundo essas escolas, o todo é feito de partes isoladas; quando uma parte se quebra, temos de consertá-la ou substituí-la. Já as diversas escolas de medicina natural afirmam que o corpo é intimamente ligado à psique e que os estados mentais, emocionais e físicos afetam igualmente o corpo enquanto fenômeno biológico. Segundo estas outras escolas, não se pode separar o corpo em partes e cuidar de cada uma delas separadamente.

O Ayurveda vai um passo além, na medida em que compreende o relacionamento global entre o complexo corpo/mente/espírito e o universo inteiro. Trata-se de uma doutrina que, embora seja muito mais geral e universal sob diversos aspectos, pode chegar a uma altíssima precisão de aplicação se necessário. Portanto, aquele que ensina ou aprende o Ayurveda sem ter um conhecimento direto dos profundos níveis de interconexão entre todas as coisas não entendeu absolutamente nada do Ayurveda.

A fim de integrar agora todas as informações já apresentadas, preparei uma rotina básica das principais formas de massagem ayurvédica. Não se trata de algo definitivo; nem todos os massagistas e médicos da tradição ayurvédica indiana vão concordar com as propostas que faço. A essas pessoas apresento minhas desculpas e peço compreensão. No decorrer deste livro, procurei não me afastar em nada da tradição védica do Ayurveda a fim de levar esse extraordinário sistema ao conhecimento de uma camada mais larga da população. Se agora me afasto um pouquinho, lembrem-se que estou procurando atender às necessidades da sociedade ocidental moderna.

No Ayurveda, a massagem geralmente se faz no chão ou, em algumas clínicas, sobre uma mesa especial de madeira, que coleta e recicla o óleo utilizado. No Abhyanga se usa muito menos óleo do que no Snehana, onde o óleo é literalmente derramado sobre o paciente às canecas. Entretanto, algumas formas de massagem podem ser feitas sobre mesas de massagem; na hora falaremos sobre isso.

Tradicionalmente, a massagem ayurvédica é feita num ambiente clínico; o médico é quem supervisiona todo o processo. Nesse contexto, os massagistas (é comum haver quatro para cada paciente) são sempre do mesmo sexo do paciente. Isso se faz por motivos psicológicos, para não perturbar o paciente que veio para se curar. Hoje, nem sempre é possível fazer massagem com um massagista do mesmo sexo que o seu; é, porém, altamente aconselhável, especialmente para as mulheres. Como nossa sociedade é obcecada pelo sexo, ela tornou problemáticas todas as atividades em que existe a possibilidade de uma pessoa ser violentada. A massagem ayurvédica é um método terapêutico e, se você não for capaz de ser cem por cento profissional, é melhor mudar de ramo — torne-se sexólogo. Nesse caso, pelo menos você será fiel à sua obsessão.

Uma observação sobre o prana no ato da massagem. Se o cliente começar a respirar de forma rítmica e controlada, faça-o parar imediatamente. A respiração profunda rítmica ou controlada é exatamente isso — uma forma de controle. E esta é a última coisa que você quer — que o seu cliente controle alguma coisa, principalmente o prana dele! Como o prana é a função principal que a massagem tenta modificar, o controle da respiração por parte do paciente funciona como um obstáculo à eficácia da massagem. O cliente deve respirar normalmente. Isso é muito difícil para alguns praticantes de Yoga, de Qi Gong, de Tai Chi e outras práticas que trabalham com a respiração e a "energia".

Se você perceber que isso está acontecendo, peça ao cliente que respire normalmente. Se ele se recusar ou fizer um comentário do tipo "É assim que eu sempre respiro" ou "Mas isto é normal", explique-lhe que o controle da respiração por parte dele diminui em 50 por cento a eficácia da massagem e impede que você, o terapeuta, entre num relacionamento profundo com ele e ele com você. É esse relacionamento que pode aumentar a eficácia da massagem em outros 50 por cento e possibilitar a "liberação" de sensações profundamente arraigadas. Se o paciente se recusar, respeite-o e alimente a esperança de que na sessão seguinte ele estará um pouco mais aberto, e na outra um pouco mais ainda, até ser capaz de respirar normalmente durante o tratamento.

O controle da respiração por parte do paciente é adequado em certas terapias. Falarei sobre isso mais adiante, na seção dedicada à massagem terapêutica. É importante, também, que essa participação do cliente se dê sob a sua orientação; se acontecer naturalmente, é você quem deve adaptar a massagem para estimular a liberação das tensões pela respiração.

Visão Geral de um Tratamento

> *"Abhyanga (massagem seguida de banho) deve ser uma prática cotidiana. Afasta a velhice e o cansaço e combate as irritações de vata. Tem como frutos a boa visão, a nutrição do corpo, a longevidade, um bom sono e*

uma pele boa, forte e saudável. Deve ser feita especificamente na cabeça, nas orelhas e nos pés."[1]

Abhyanga significa massagem. No geral, significa massagem diária, cotidiana, ou a massagem que fazemos regularmente para conservar a saúde. É isso que principalmente se faz no Ocidente. Abhyanga divide-se ainda em: massagem cotidiana preventiva; uma série de tratamentos terapêuticos; ou uma automassagem que se faz regularmente. Vou falar sobre as técnicas de automassagem numa seção do Capítulo 11.

A massagem de manutenção feita regularmente comporta em geral as técnicas de harmonização e ativação e usa os toques sátvico e rajásico para trabalhar o corpo. Os óleos e pós de ervas são usados de acordo com a constituição e em quantidade moderada — mesmo para os tipos vata. Esta forma de massagem, feita todos os dias ou duas vezes por semana, é excelente para a conservação da saúde, especialmente para o vata dosha e para as pessoas de tipo vata. Alivia as tensões musculares e o estresse em geral e nutre a pele, o plasma, o sistema linfático, a circulação sangüínea, os tecidos adiposos e os músculos.

O Abhyanga enquanto massagem terapêutica é um pouco diferente, na medida em que tem por objeto um desequilíbrio do corpo e trabalha diretamente para corrigi-lo. A massagem terapêutica também pode ser feita em vista da liberação de emoções e outras impressões latentes que nos atrapalham a vida. Nesta forma de massagem, é importantíssimo que o terapeuta conheça a prakruti e a vakruti do cliente e esteja ele mesmo equilibrado e pacífico. Deve ter uma boa compreensão da anatomia sutil e um conhecimento preciso dos marmas. Esta forma de massagem promove o equilíbrio dos cinco pranas e dos três doshas por meio de óleos e ervas, dos marmas, da pacificação dos sentidos, das espécies de toque e da técnica utilizadas. Faz bem aos sete níveis de tecidos e, quando é feita corretamente, nutre todo o complexo mente/corpo/ser.

Diretrizes Gerais de Massagem para as Pessoas de Tipo Vata

As pessoas de tipo vata precisam de uma massagem leve e nutritiva, pois são as mais sensíveis e sua estrutura óssea é a mais frágil. É bom usar bastante óleo. O toque sátvico e a técnica de harmonização são os mais adequados aos tipos vata. Porém, o método de ativação é utilíssimo para

---

1. *Astanga Hrdayam*, Vols. I-III. Trad. do prof. K. R. Srikantha Murthy. Varanasi, Índia: Krishnadas Academy, 3ª. ed., 1996. Vol. I, p. 24.

religar os sistemas e regiões do corpo que estiverem desligados uns dos outros. Os óleos acrescidos de ervas medicinais são importantes para este tipo de pessoa. O tratamento dos nadis e dos marmas ganha mais poder com o uso desses óleos. A pressão exercida sobre os marmas deve ser sempre suave e harmonizante; pode ser aplicada quando o cliente estiver relaxado. É preciso aquecer os óleos e as ervas, que devem ser aplicados mornos ou quentes (sem, porém, ferir o cliente). A massagem dos tecidos profundos quase nunca é indicada. Se você constatar alguma irregularidade na estrutura óssea, é porque está trabalhando com uma pessoa de tipo vata ou de constituição mista de vata; vá devagar. É especialmente importante massagear as sedes de vata no corpo: o intestino grosso, a pelve e o peito.

Diretrizes Gerais de Massagem para as Pessoas de Tipo Pitta

As pessoas de tipo pitta precisam de uma massagem que nutra e solte os tecidos. Devem-se combinar os movimentos e técnicas sátvicos e rajásicos. Os movimentos muito rápidos, como os da técnica de ativação, podem irritar os tipos pitta se forem aplicados em demasia. A massagem deve começar com a técnica de harmonização e passar daí para uma mistura dos métodos de ativação e liberação. A técnica de liberação é associada à de ativação dependendo das necessidades da pessoa. A massagem dos tecidos profundos é boa, no caso dos tipos pitta, para soltar as tensões e as impressões latentes, desde que o cliente seja bem preparado e avisado de antemão. Os óleos e ervas frios são os melhores para este tipo constitucional e devem ser aplicados mornos no inverno e frios no verão. Usa-se uma quantidade moderada de óleo, pois o humor pitta já é meio oleoso por natureza. Não faça a massagem caso haja fortes inflamações na pele, a menos que a massagem seja um dos elementos de tratamento prescritos por um médico ayurvédico. Para as inflamações menores, recomenda-se o uso dos óleos de oliva e de coco. É especialmente importante massagear o abdômen, que é a sede do humor pitta no corpo.

Diretrizes Gerais de Massagem para as Pessoas de Tipo Kapha

As pessoas de tipo kapha precisam de um misto das técnicas de ativação e liberação. Devem ser massageadas com os três toques, começando com o sátvico e passando daí para o rajásico e o tamásico. O terapeuta deve adotar com elas uma atitude firme e dar-lhes diretrizes precisas e instruções diretas. Os óleos e ervas devem ser quentes, para ativar-lhes e estimular-lhes o metabolismo lento. Essas pessoas precisam de muito menos óleo e, depois da massagem com óleo, deve-se aplicar pó de ervas para secar a pele e criar fricção. Com isso, o corpo e a circulação são estimulados ainda mais. Os movimentos rápidos e vigorosos são necessários e são os mais apropriados para os tipos kapha. É nesses movimentos que se deve aplicar o óleo. Desde a primeira sessão já se deve fazer a massagem dos tecidos profundos. Ela é necessária para penetrar os níveis mais fundos dos tecidos e combater a estagnação nos tecidos e sistemas orgânicos do corpo. Dê uma atenção especial às articulações, ao peito e à região do estômago. A massagem vigorosa do plexo solar é muito boa para intensificar agni, o fogo digestivo.

A tradição diz que, para todas as constituições, devem-se empregar movimentos retos no tronco e nos membros e movimentos circulares nas articulações. Esse princípio pode se aplicar às três técnicas delineadas no Capítulo 9, de acordo com a "geografia" da região do corpo que você estiver massageando.

Exercício Prático de Massagem Cotidiana ou Regular

Comece consigo mesmo. Pratique um dos métodos de meditação apresentados no Capítulo 3. Deixe sua sala de trabalho limpa, aquecida e com uma aparência profissional; mesmo que vá atender a um membro da família, trabalhe num espaço limpo. Depois prepare seus óleos e/ou pós e óleos essenciais. Os óleos devem ser aplicados mornos (pitta e kapha) ou quentes (vata). No verão, podem-se usar óleos frios para as pessoas de tipo pitta (ver Capítulo 8). Quando você e a sua sala estiverem prontos, comece a trabalhar com seu cliente. Este método de massagem pode ser executado no chão ou sobre uma mesa de massagem.

1. Peça ao cliente que se sente por um instante na borda da mesa ou numa cadeira. Tome o pulso dele ou aplique o método de diagnóstico que você conhece. Determine a prakruti. Peça então ao cliente que se deite de costas e, se necessário for, ponha uma almofada ou alguma outra coisa sob a barriga da perna dele para aliviar a tensão na pelve. Faça com que ele se sinta à vontade e relaxado. Escolha um óleo correspondente à constituição (prakruti) dele.

2. Comece com a sua própria respiração. No decorrer de alguns ciclos de respiração, tome consciência do seu prana. Comece pela cabeça e pelo pescoço. É no pescoço que se acumula a maior parte das nossas tensões, e por isso eu sempre começo a sessão com uma técnica que meu mestre chama-

va de "soltura do pescoço". Esta técnica abre espaços dentro do corpo e dá liberdade de movimento aos pranas.

3. Use um toque sátvico e uma quantidade de óleo apenas suficiente para umedecer suas mãos, não o cliente. Coloque as mãos sob o pescoço (C7-C4) do paciente de modo que as pontas dos dedos encostem nos lados da coluna (Figura 20). Lentamente, faça pressão para cima até levantar as vértebras do pescoço cerca de um centímetro e meio. Mantenha a pressão durante cinco ciclos de respiração (seus, não do cliente). Inspire o ar e sinta o prana entrando em seu corpo; expire e sinta-o saindo pelas mãos e entrando no paciente. Agora, alivie lentamente a pressão e repouse o pescoço do cliente de novo sobre a mesa. Esse processo de descida também leva cinco ciclos de respiração; quanto mais lento for, mais o cliente terá a impressão de que seu pescoço e sua cabeça estão como que entrando na mesa. Esta técnica trata diretamente o Saraswati nadi e o udana vayu.

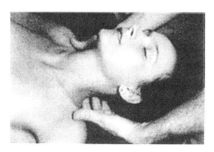

Figura 20

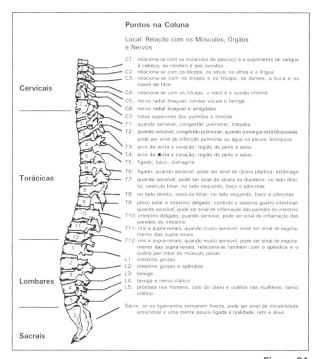

Figura 21

4. Faça a mesma coisa na parte superior do pescoço (C4-C1). O tratamento do pescoço inteiro, feito desta maneira, cura as terminações nervosas que controlam a cabeça e os órgãos dos sentidos que têm sua sede na cabeça (ver a Figura 21, que especifica as relações entre a coluna vertebral e os nervos).

5. Faça a mesma coisa com a cabeça, colocando as mãos em torno do crânio. Seus dedos indicadores devem estar na base do crânio, bem na junção da cabeça e do pescoço, ou seja, no Krikatika marma (Nº 11).

Com isso, libera-se boa parte das tensões superficiais nos ombros, no pescoço e na cabeça.

6. Peça ao cliente que se vire de costas e posicione-o confortavelmente sobre a mesa, com um travesseiro ou almofada sob o peito e o pescoço e outro sob as canelas. Isso deve bastar para deixá-los acomodados.

7. Para os tipos vata, aplique óleo continuamente; para os tipos pitta, uma vez em cada região do corpo a ser massageada; e para os kapha, apenas o suficiente para lubrificar o movimento de fricção das mãos. Comece usando um toque sátvico e o movimento circular harmonizante, feito no sentido horário, nos ombros e na parte superior do corpo (Figura 22). Trabalhe cada um dos lados do corpo até os quadris (Figura 23). Partindo dos quadris, faça os mesmos movimentos harmonizantes em cada uma das pernas (Figura 24). Massageie também dessa maneira as solas dos pés (Figura 25). Aplique o óleo segundo as necessidades de cada constituição.

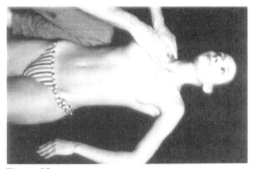

Figura 22

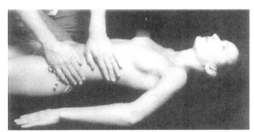

Figura 23

8. Para as pessoas de tipo vata, repita o processo usando uma combinação de movimentos circulares no sentido horário e no sentido anti-horário; use mais óleo. Para os tipos pitta e kapha, aplique mais óleo às suas mãos até deixá-las bem lubrificadas e comece a massagear os ombros com movimentos rápidos e vigorosos, que ativam o corpo (Figura 26). Esses mo-

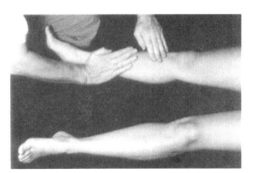

Figura 24

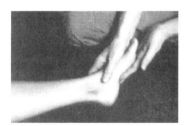

Figura 25

vimentos começam na parte de cima dos ombros e descem pelos lados do corpo (Figura 27) e pelas costas (Figura 28). Suas mãos devem ficar uma ao lado da outra e devem movimentar-se de maneira rápida e vigorosa. Massageie um lado do corpo até os pés e depois o outro lado, dos ombros até os pés. Para os tipos kapha, tente fazer o máximo possível de fricção. Em ambos os tipos (pitta e kapha), esteja atento para identificar as regiões tensas. Você pode usar o método de ativação em algumas pessoas de tipo vata ou de constituição vata mista. Se o cliente estiver muito nervoso ou tenso, espere para usar esse método numa outra sessão.

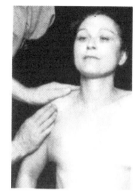

Figura 26

9. Para os tipos vata, trabalhe os marmas que estiverem sensíveis, use óleo e continue empregando o toque sátvico. Também pode fazer pressão sobre os marmas. Nos tipos pitta, pode ser que os marmas necessitem de um trabalho mais profundo, de liberação; você deve tentar perceber o que é melhor para o paciente. Em geral, o toque rajásico é apropriado. Para os tipos kapha, chegou a hora de empregar a técnica profunda de liberação com o toque tamásico; não obstante, fique atento, pois os marmas são muito sensíveis. Use uma mistura de óleo e pó — mais seca do que úmida — para este trabalho, ou senão use óleos essenciais; a quantidade de óleo deve ser suficiente para garantir a lubrificação. Comece a trabalhar

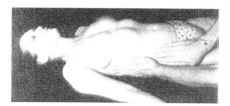

Figura 27

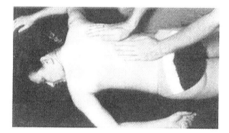

Figura 28

nos ombros e vá descendo, massageando os pontos de tensão identificados na etapa 8. Não se apresse; demore o tempo que for necessário.

10. Para todos os tipos, vá descendo lentamente pela coluna com ambas as mãos, usando óleo se for necessário (Figura 29). Vá massageando ponto por ponto, vértebra por vértebra, até chegar ao sacro (Figura 30). Se você sentir uma tensão profunda, use os métodos de ativação ou de liberação e um toque rajásico ou tamásico (ver a Figura 21, que correlaciona os pontos da coluna aos órgãos). As pessoas de tipo vata sempre precisam de menos pressão; cuidado com os ossos delas, que podem ter deformações ou irregularidades; use um toque rajásico para eliminar a tensão. Repita agora todo o processo, começando do osso sacro e caminhando em direção ao pescoço (C7).

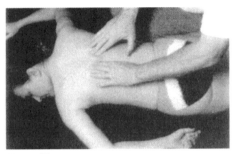
Figura 29

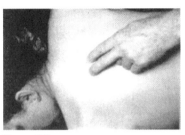
Figura 30

11. Quando terminar de massagear as costas, peça ao cliente que se vire e deite-se de costas. Deixe-o bem confortável. Pare um pouco para respirar e carregar-se de prana, alongar-se ou fazer o que você tiver de fazer. Comece então a massagear a parte da frente do corpo.

12. Comece a massagear a cabeça na base do crânio com pequenos movimentos circulares dos dedos. Use um pouquinho de óleo e puxe um pouco, na sua direção ou na direção do topo da cabeça, a parte que você está massageando (Figura 31). Massageie as têmporas e os lados da cabeça usando óleo, o método harmonizante e o toque sátvico. Estimule suavemente os marmas — Utkshepa (N° 5), Shankha (N° 6), Avarta (N° 7) e Apanga (N° 8). Massageie agora a face, começando com a testa. Mais uma vez estimule suavemente os marmas — Simanta (N° 2), Shringatakani (N° 3), Sthapani (N° 4) e Phana

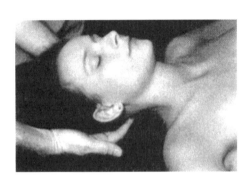
Figura 31

(N° 9). O pescoço pode ser massageado muito de leve, evitando-se tocar na traquéia e trabalhando-se principalmente as artérias e os ligamentos que ficam do lado (Figura 32). Tome muito cuidado ao massagear essa região, ou senão use um pouco de óleo para fazer uma massagem leve até estabalecer-se uma forte relação entre você e o cliente. A garganta é uma região muito sensível; por isso, pense muito bem antes de ir mais fundo. O topo da cabeça deve ser massageado por último; aplique um pouquinho de óleo sobre ele e massageie levemente. Se o cliente (ou a cliente) tiver um penteado caprichado, você pode

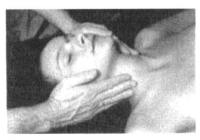
Figura 32

128   *Os Segredos da Massagem Ayurvédica*

pular esta etapa ou aconselhá-lo a, no futuro, deixar para ir ao cabeleireiro depois da sessão.

13. Comece por fazer movimentos circulares no sentido horário, harmonizantes, partindo dos ombros em direção à pelve (Figura 33). Os seios das mulheres devem ser massageados de forma muito suave, mesmo quando se trabalham os marmas (há dois, um acima e outro abaixo dos mamilos). Vá massageando até a pelve, um lado de cada vez. Depois faça as pernas, uma de cada vez, até os pés inclusive (Figura 34). *(NOTA: Tradicionalmente, esta massagem é feita por dois massagistas ao mesmo tempo, cada um dos quais massageia um dos lados do corpo. Como o ocidental em geral não tem acesso a uma massagem desse tipo, estou descrevendo o trabalho como deve ser feito por um único terapeuta.)*

14. Para os tipos vata, repita a etapa 13, usando uma combinação de movimentos circulares no sentido horário e no sentido anti-horário; use mais óleo e deixe o paciente sempre bem cheio de óleo. Para os tipos pitta e kapha, aplique mais óleo às suas mãos até deixá-las bem lubrificadas e comece massageando os ombros com mo-

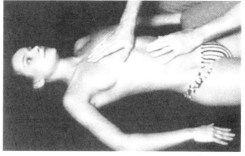

Figura 33

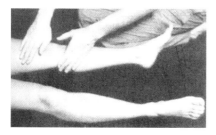

Figura 34

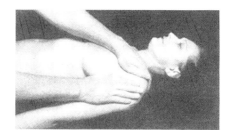

Figura 35

vimentos rápidos e vigorosos que ativam o corpo (Figura 35). Esses movimentos começam bem no alto dos ombros e descem pelos braços (Figura 36). Passam então para os lados do corpo (Figura 37) e a frente do tórax (Figura 38). As mãos devem ficar uma do lado da outra e devem mover-se rápida e vigorosamente. Isso restabelece a ligação entre as diferentes regiões do corpo. Faça primeiro um lado do corpo, do ombro ao pé, depois o outro lado do ombro ao pé. Deixe os tipos pitta lubrificados. Quanto aos tipos kapha, procure provocar tanta fricção quanto for possível. Para ambos os tipos (pitta e kapha), procure os pontos de tensão. Isso pode ser bom também para alguns tipos vata; use o seu discernimento.

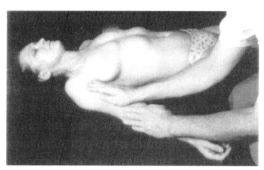

Figura 36

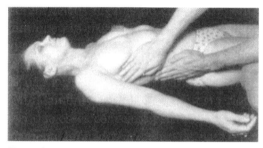

Figura 37

15. Para os tipos vata, trabalhe os marmas que estiverem sensíveis, use óleo e continue empregando o toque sátvico. Também pode fazer pressão sobre os marmas. Nos tipos pitta, pode ser que os marmas necessitem de um trabalho mais profundo, de liberação; você deve tentar perceber o que é melhor para o paciente. Em geral, o toque rajásico é apropriado. Para os tipos kapha, chegou a hora de empregar a técnica profunda de liberação com o toque tamásico. Use uma mistura de óleo e pó — mais seca do que úmida — para este trabalho, ou senão use óleos essenciais; a quantidade de óleo deve ser suficiente para garantir a lubrificação. Comece a trabalhar nos ombros e vá descendo, massageando os pontos identificados na etapa 14. Massageie os braços antes de massagear os lados do corpo, e os lados do corpo antes de massagear a frente. Não se apresse; demore o tempo que for necessário.

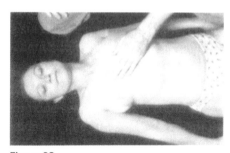

Figura 38

16. Aplique óleo nas principais sedes do dosha (humor) que predomina na constituição do cliente. Vata: intestino grosso, pelve, pulmões; pitta: intestino delgado, fígado e baço; kapha: estômago, pulmões e articulações.

17. Agora massageie as mãos bem massageadas, usando o óleo mais adequado para a prakruti da pessoa.

18. Agora massageie bem massageados os pés do cliente, usando o óleo adequado à prakruti.

19. Para terminar a sessão, repita a técnica de soltura do pescoço.

Essa seqüência representa o modo pelo qual eu geralmente trabalho; ao mesmo tempo que exemplifica a aplicação das técnicas apresentadas neste livro, dá bastante margem ao atendimento personalizado das necessidades do cliente. No geral, para conduzir os humores de volta aos seus "lares" ou lugares de origem, é preciso usar: um óleo de potência quente e uma massagem harmonizante (para vata); um óleo de potência fria, um toque rajásico e movimentos vigorosos (para pitta); e óleos e ervas de potência quente, movimentos vigorosos, métodos de liberação e uma combinação dos toques rajásico e tamásico para kapha. Trata-se de uma maneira bem simples, mas eficaz, de harmonizar os três humores e levá-los de volta aos lugares onde devem estar.

A seqüência de massagem apresentada acima é classificada no Ayurveda como uma terapia de fortalecimento, ou Brimhana. Esse tipo de massagem é usado para fortalecer ou rejuvenescer o paciente ou para conservar o nível de saúde que a pessoa já tem. Para as pessoas que já são saudáveis, esta é a melhor forma de manutenção.

Exercício Prático de Massagem Terapêutica

Para começar, tome o pulso do cliente e use todos os métodos de diagnóstico que você conhece. Determine a constituição natal (prakruti) e a constituição do momento (vakruti), ou seja, a que está encobrindo a constituição natal. Compare as duas, observe as diferenças. São essas diferenças que vão determinar o rumo da terapia.

A massagem enquanto método terapêutico faz uso de diversas substâncias (óleos e ervas) que operam diretamente sobre a anatomia sutil. Antes de mais nada, elas equilibram os três doshas e; em segundo lugar, tratam diretamente quaisquer distúrbios existentes no corpo. Portanto, a dor muscular deve ser concebida primeiramente como um desequilíbrio dos humores, e só secundariamente como uma "doença". Quando o cliente se queixa de estar tenso ou "estressado", o terapeuta pode lhe ensinar a meditar ou a fazer uso de outras técnicas de redução de tensão antes que essa tensão se aloje no corpo sob a forma de dores e estiramentos.

É no contexto da massagem terapêutica que a técnica de liberação é mais usada. É claro que ela pode ser usada na seqüência de massagem cotidiana que descrevemos; porém, no mesmo instante em que o terapeuta começa a usar esse método para mudar os padrões rígidos do corpo, a massagem se torna terapêutica; deixa de ser uma massagem de fortalecimento ou de manutenção.

Além disso, na massagem terapêutica os nadis e os marmas assumem um importante papel ativo no tratamento da doença. Tomemos como exemplo um cliente que o procura queixando-se de ter o intestino cronicamente preso. Você começaria por tratar especificamente os marmas Shankha (Nº 6), Kukundara (Nº 16), Brihati (Nº 19), Vitapa (Nº 23), Kurpara (Nº 39) e

Janu (Nº 40). Trataria então toda a região da cabeça com óleos e ervas nutritivos (para pacificar os cinco sentidos e, portanto, os cinco pranas) e o baixo abdômen com óleos e ervas dotados do poder de aquecer (óleos de rícino ou de mostarda, gengibre e cálamo) para estimular diretamente o intestino grosso. Dessa maneira você pode fazer uma massagem realmente medicinal, ou seja, que trata e cura um desequilíbrio. Essa massagem faz uso das ervas e óleos corretos, de um conhecimento da anatomia sutil e da massagem normal dos tecidos.

Na verdade, é impossível descrever todos os métodos terapêuticos usados para tratar os diversos desequilíbrios, como fiz no exemplo acima. Você tem de aprender a idéia que está por trás da massagem terapêutica, e não procurar um "livro de receitas" que lhe ensine a fazer todos os tratamentos. O Ayurveda não é assim; não segue o princípio do tratamento sintomático. Portanto, use as informações dadas nos capítulos anteriores como referências para identificar o problema específico de cada cliente. Escolha os óleos segundo suas propriedades terapêuticas, como dissemos no Capítulo 8. O uso dos marmas e dos nadis é todo um universo de estudos no campo da massagem, e o mesmo se pode dizer da técnica de liberação de impressões latentes. Experimente os diversos métodos de massagem terapêutica; logo você saberá qual é aquele com que mais se identifica. Concentre-se então nesse único método até dominá-lo por completo.

A liberação de impressões latentes, por exemplo, foi um assunto pelo qual me interessei por muitos anos, e desenvolvi toda uma técnica de ativação dessas impressões. Entretanto, depois de algum tempo comecei a me interessar mais pela anatomia sutil e já fazem alguns anos que meu trabalho tende para essa direção, ou seja, lida com marmas e nadis. Eu mesmo não memorizei os nomes de todos os marmas e nadis em sânscrito. É bom conhecer esses nomes de cor, mas descobri que o fato de não tê-los memorizado a todos não prejudicou o meu trabalho. É absolutamente necessário, porém, saber onde estão esses pontos e linhas e quais são as suas correlações terapêuticas.

1. Comece por trabalhar a si mesmo. Relaxe, tranqüilize-se e concentre-se fazendo uso de um método de meditação.

2. Faça um diagnóstico e determine qual é a direção em que o seu tratamento vai caminhar. Escolha óleos e ervas adequados às necessidades do cliente.

3. No geral, é melhor não fazer o cliente deitar-se sobre travesseiros e almofadas, pois a massagem terapêutica costuma ser vigorosa e essas coisas atrapalham. Comece com a técnica de "soltura do pescoço", exposta acima (etapas 3-5).

4. Faça-o virar de bruços e siga as etapas 6-7. Ponha uma almofada sob a cabeça ou o pescoço dele, se necessário.

5. Quando o corpo estiver preparado pelo uso da técnica de harmonização, comece a empregar uma combinação dos métodos de ativação e liberação se você achar (ou já tiver combinado com o cliente) que convém começar a trazer à tona as impressões e hábitos latentes. Use principalmente o método de ativação e trabalhe todo um lado do corpo da cabeça aos pés, e depois o outro lado. Faça primeiro os braços e depois os lados do corpo. Observe quais são os pontos ou regiões que estão tensos, perturbados ou amarrados.

6. Concentre-se agora em aplicar a técnica de liberação sobre os pontos ou regiões de tensão que você descobriu. Siga as diretrizes dadas no Capítulo 9 para o método de liberação. A respiração é muito importante. Sinta sua respiração entrando pelo nariz, descendo até a barriga, subindo até a região do coração e parando lá por um instante. Depois, sem fazer esforço, sinta-a saindo pelas suas mãos e entrando no cliente. Quando você tiver localizado um ponto e estiver fazendo pressão sobre ele — quer com a palma da mão, quer com os dedos —, observe a respiração do cliente. Use a respiração dele para determinar a sua pressão. Se a respiração dele não for profunda ou regular o suficiente para liberar a dor decorrente da pressão no ponto, converse com ele e leve-o a respirar junto consigo. É esta a hora certa de usar a respiração — de modo que seja o prana quem faz o grosso do trabalho — a fim de desencadear a liberação de padrões profundamente arraigados. Não é necessário que aconteça nada de especial; se não acontecer agora, acontecerá depois. A liberação não tem de ser dramática para ser eficaz, ao contrário do que dizem muitos livros que falam dos processos terapêuticos de liberação. O cliente provavelmente será capaz de deixar sair pela respiração a maior parte do incômodo e da dor. As pessoas de tipo kapha podem receber este tipo de tratamento regularmente. A massagem muito profunda e concentrada somente no tecido conjuntivo é, a rigor, uma parte do Snehana, pois deve-se preparar o cliente antes de proceder a ela. Veja o capítulo sobre Snehana para clarear este ponto.

7. Ou senão, você pode não usar a técnica de liberação e concentrar-se somente no uso de óleos terapêuticos, ervas medicinais e óleos essenciais para massagear os marmas. Neste tipo de abordagem terapêutica, só a etapa 6 muda; prepare o corpo do cliente usando as etapas de 1 a 5. Depois de preparado o corpo, trate os marmas correspondentes aos problemas do cliente. Se houver um problema específico, escolha os marmas que vão ajudar a resolvê-lo. Se o problema for decorrente da contenção ou da obstaculização do fluxo do prana, use movimentos mais ativadores. Lem-

Abhyanga

bre-se que os movimentos circulares no sentido anti-horário soltam a tensão e os no sentido horário carregam o marma de energia. Se o problema for uma perturbação do sistema nervoso ou de vata, use movimentos harmonizantes. (NOTA: isto tudo é muito simples. Se a pessoa estiver muito nervosa e ansiosa, ou seja, estiver com vata hiperativo, use somente métodos de harmonização; em todos os outros casos, use um movimento circular mais ativador.) Use óleos e ervas que aumentem a eficácia do tratamento: óleos de gergelim e cálamo para os tipos vata mais avoados, por exemplo, ou óleo de oliva e cola de gotu (brahmi) para acalmar um fogoso tipo pitta (inflamação dos tecidos internos). Depois de usar movimentos de ativação nos marmas em questão, termine esta fase da massagem usando movimentos de harmonização.

8. Na massagem terapêutica, você pode associar o trabalho de liberação ao trabalho com os marmas. No geral, esse é o melhor caminho. Não subestime o efeito dos óleos usados. Deixe que eles penetrem muito bem na pele das pessoas de tipo vata e pitta. Quanto aos tipos kapha, deixe o óleo penetrar pela metade; depois aplique pó de ervas para absorver o excesso. Às vezes, os tipos pitta de pele mais oleosa também precisam de pó para remover os óleos. Para os tipos pitta, use pós de ervas frias, como coentro e brahmi.

9. Faça a pessoa deitar-se de costas e repita os métodos especificados acima na parte da frente do corpo. Deixe o cliente bem confortável. Pode ser que você não tenha tempo para tratar as costas e a frente do corpo na mesma sessão. Se assim for, sugiro que, na maioria dos casos, você massageie primeiro as costas. A exceção a esta regra é a pessoa que *tem* um problema nas costas. Nesse caso, trabalhe somente na frente do corpo até estabelecer um grau básico de fluxo de energia prânica. Muitas vezes, quando atacamos diretamente um problema, nós só fazemos piorá-lo. Na maioria dos problemas nas costas, a melhor maneira de preparar o cliente é não massagear a região problemática até garantir o funcionamento normal dos outros sistemas do corpo. É você quem terá de determinar o que fazer com cada cliente. A regra que eu dei aplica-se especialmente aos tipos vata e pitta. Os tipos kapha geralmente precisam que o terapeuta procure resolver diretamente os problemas. Quanto mais o humor vata predominar na pessoa, mais importante será evitar esse confronto direto.

10. Lembre-se que certas regiões do corpo — como certos chakras — tendem a acumular certos tipos de impressões ou padrões de rigidez. Esse fenômeno é bem conhecido em quase todas as escolas ocidentais de massagem — a parte interior das coxas guarda a repressão sexual, os joelhos guardam o medo, etc., etc. Quanto a mim, não gosto desse tipo de classi-

ficação, pois ela cheira a uma idéia preconcebida do terapeuta (ou do fundador da escola de massagem por ele seguida). Embora no geral essas noções tenham algum fundamento, o melhor é considerá-las somente de maneira geral. O Ayurveda trabalha com indivíduos; se você acumular em sua mente todos esses conceitos sobre as impressões guardadas nas diversas partes do corpo, ser-lhe-á muito difícil fazer contato com o indivíduo que você estiver massageando. Eu, particularmente, não uso nenhum sistema desses — em outras palavras, não entro numa sessão com uma idéia preconcebida. Se o cliente corroborar naturalmente uma dessas correspondências — dizendo, por exemplo: "Puxa, quando você massageou os meus joelhos eu senti medo" —, você pode lhe explicar que certas impressões de fato acumulam-se em certos lugares do corpo. Por outro lado, lembre-se da última vez em que um massagista estava trabalhando com você e lhe disse: "É, estou sentindo uns nós... é a sua mãe, é isso aí, você está cheio de questões malresolvidas com a sua mãe..." Se é assim que você trabalha, o Ayurveda não é a melhor escola para você — ou senão você deveria estudar profundamente a filosofia que está por trás do Ayurveda, a fim de perceber que esses conceitos psicológicos são, na melhor das hipóteses, extremamente limitados do ponto de vista terapêutico, e que não têm absolutamente nada a ver com os poderes profundos de cura que estão latentes em todo ser humano.

11. Quando acabar a parte principal da sessão terapêutica — ou seja, a liberação de tensões e impressões ou o trabalho com os sentidos e a anatomia sutil —, massageie as mãos e os pés a fim de intensificar os efeitos do seu trabalho. A Figura 39 mostra as correspondências dos nadis das mãos e dos pés com os órgãos. Esta etapa é importante para reforçar o tratamento e desviar a atenção do cliente do trabalho de massagem mais profunda.

12. Termine com a técnica de soltura do pescoço.

Esse tipo de massagem pode ser classificado como uma terapia de redução (Langhana) na medida em que ativa o metabolismo a fim de queimar os excessos e purificar o corpo. Esse método, quando aplicado regularmente e com vigor, é capaz de purificar o plasma, o sistema linfático e o sangue, que por sua vez afetam os músculos e o tecido adiposo. Por meio de sua ação estimulante e do tratamento direto dos marmas, dos nadis e do prana, colabora para a eliminação dos excessos. No nível mental sutil, ajuda a eliminar os hábitos e padrões emocionais rígidos. O mais importante é que corta os excessos dos três doshas, sobretudo de vata, mas também dos outros dois. Por isso, esse tipo de tratamento deve ser seguido por massagens regulares ou de manutenção, da mesma maneira que, no

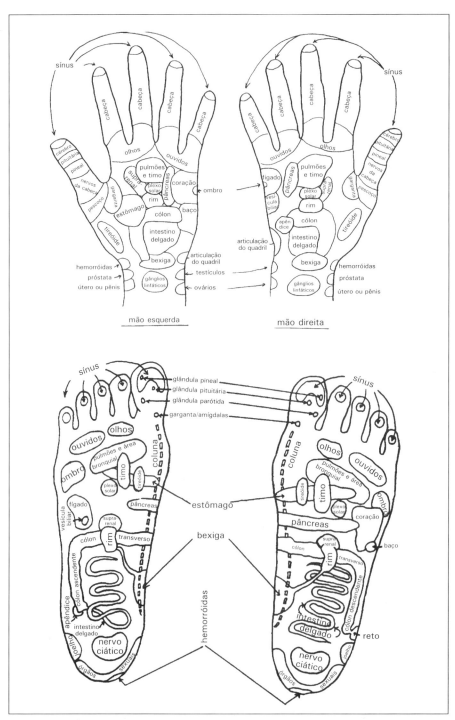

Figura 39

Ayurveda, as terapias de redução são sempre seguidas pelas de fortalecimento.

Devo observar que no Ayurveda existem dois métodos principais de Abhyanga: aquele sobre o qual acabei de falar (tanto o de manutenção quanto o terapêutico) e um outro. A outra escola prega que todos os movimentos de massagem têm por ponto de irradiação o umbigo, segundo a crença de que todos os nadis começam no umbigo.

Essa outra escola tem alguns pontos a seu favor e vale a pena conhecê-la. Quando todos os movimentos de massagem começam na região do umbigo, a vitalidade básica da pessoa é harmonizada e fortalecida. Isso acontece porque vata tem a sua sede na pelve, abaixo do umbigo, e é a causa de quase todas as doenças. Além disso, é o apana vayu que vive no cólon e é responsável pelos ciclos das doenças. O samana vayu, que vive na região do umbigo, faz a ponte entre o prana vayu e o apana vayu, e por isso é importante para a promoção da saúde. Samana também ajuda a manter forte o fogo digestivo, agni. O uso da região pélvica e abdominal como ponto focal da massagem é bom para fortalecer e harmonizar vata e o apana vayu. Isso previne as doenças e faz conservar a saúde. Entretanto, é preciso observar que a maioria dos yogues afirmam que o ponto de partida de todos os nadis é o chakra da base da coluna, e não o umbigo ou a região pélvica (ver o Capítulo 5).

Minha própria experiência de ensino e de trabalho com clientes me levou a dar preferência ao método que delineei neste capítulo, pelo motivo que vou apresentar agora. O homem moderno, em decorrência do excesso de uso da mente exteriorizada e dos sentidos, gravita em torno da sua cabeça. Na minha opinião, o melhor para os ocidentais é trazer o prana (ou seja, os cinco vayus) para baixo, para a região da pelve e para os pés, e não levá-lo para cima, trazendo-se mais energia do umbigo para a cabeça — que é o que acontece quando se começa a massagem pelo umbigo. O método que eu uso faz relaxar a mente (e, portanto, vata) e faz com que a pessoa não atribua tanta importância às coisas mentais.

11
Snehana e Outros Métodos

> *"Portanto, deve-se sempre investigar a natureza do mundo, do eu individual e do supremo Si Mesmo. Quando se negam as idéias do eu individual e do mundo, só resta o puro e supremo Si Mesmo."*
>
> — *Pancadasi, VI-12*

O Snehana é muito diferente do Abhyanga, na medida em que, nele, a técnica não tem muita importância. Os agentes terapêuticos usados são principalmente os óleos e as plantas medicinais, aplicados com a massagem de ativação. O Snehana é usado primordialmente no método de tratamento Pancha Karma. Sua outra aplicação importante é na massagem do tecido conjuntivo profundo, que exige que o cliente seja muito bem preparado. Existem outros usos, mas eles tem função exclusivamente medicinal e só podem ser prescritos por um bom médico ayurvédico.

Os preparativos para o Snehana são mais complicados, na medida em que é necessário desenvolver um método para conter, e se possível reciclar, o óleo utilizado. Tipicamente, usam-se de dois a quatro litros de óleo por sessão. Geralmente o óleo é aplicado por uma pessoa enquanto dois outros massagistas, um de cada lado do paciente, esfregam-no vigorosamente para fazer o óleo penetrar na pele. Às vezes os massagistas são em número de quatro, dois para a parte de cima do corpo e dois para as pernas. É assim que se faz em muitas regiões da Índia.

É possível usar o Snehana no Ocidente, mas a maioria das pessoas há de achá-lo incômodo. No exercício apresentado abaixo, adaptei um pouco o método.

Exercícios Práticos de Snehana

1. Prepare o chão onde você vai trabalhar, cobrindo-o com um plástico bem grande, de pelo menos três por quatro metros. Assim, você pode levantar um pouco as bordas para impedir que o excesso de óleo se esparra-

me pelo chão (ponha um apoio debaixo das bordas para formar como que uma espécie de guia de rua). Ponha sobre o plástico um lençol de algodão que você não se importe de perder. Não se usam travesseiros nem almofadas. Trabalha-se sobre o chão duro.

2. Escolha um óleo medicinal adequado ao seu cliente e tenha à sua disposição pelo menos dois litros.

3. Se você for trabalhar os tecidos conjuntivos profundos, o cliente deve começar sua preparação interna com uma semana de antecedência, bebendo meia xícara de óleo (determinado pela constituição e acrescido de plantas medicinais como o gengibre, por exemplo) duas vezes por dia, de manhã e à tardinha. Esse processo deve ser proporcional à constituição e à capacidade digestiva da pessoa (agni). Deve-se consultar um médico ayurvédico para pedir-lhe conselhos, pois a terapia de oleação interna não é para todos nem para todas as situações. Entretanto, ela lubrifica o sistema intestinal e provoca uma espécie de processo de purgação. Deve-se alertar o cliente de que talvez ele tenha diarréia. No decorrer dos sete dias, o óleo penetrará os sete níveis de tecido, lubrificando o corpo a partir de dentro. Segundo o Ayurveda, se isso não for feito, não se deve empreender de maneira alguma a massagem dos tecidos profundos. Isso seria como usar um pano sujo para limpar a mesa (coisa que, aliás, acontece muitas vezes na Índia!). O vaso, o corpo, tem de ser preparado de antemão para que se possa esperar um bom resultado. Os textos antigos dizem que, caso se dobre em demasia um galho seco, ele se quebrará. Se for, porém, deixado por uma semana mergulhado no óleo, não há de quebrar-se quando for dobrado. Os criadores do Ayurveda não eram burros. Sabiam que a oleação interna propicia verdadeiros milagres por meio da massagem. O Ayurveda afirma categoricamente que deve-se sempre purificar o corpo antes de fortalecer o paciente; isso também se aplica à massagem de tecidos profundos. Por isso, durante a semana de preparação, a pessoa deve seguir também uma dieta sátvica, ou seja, uma dieta leve de eliminação. A preparação inadequada é a garantia de que a terapia vai dar errado.

4. O cliente deve deitar-se de costas sobre o lençol. Em algumas escolas, as costas nem sequer são massageadas. Na minha opinião, elas devem ser massageadas sempre. Mas, de qualquer maneira, comece pela parte da frente do corpo.

5. Comece pela cabeça. Derrame o óleo sobre a testa do paciente com a mão direita e disponha a mão esquerda sobre as sobrancelhas dele (um pouquinho acima) a fim de impedir que o óleo lhe entre nos olhos. A cabeça deve estar levemente inclinada para trás para que o óleo não entre nos olhos e penetre em meio aos cabelos. Derrame, dessa maneira, uma

xícara de óleo morno sobre o centro da testa ou no marma Sthapani (Nº 4), bem lentamente. Deixe o óleo penetrar nos cabelos.

6. Deixe cair mais óleo nos cabelos até deixá-los bem oleosos e massageie a cabeça com vigorosos movimentos circulares. Massageie a cabeça inteira dessa maneira e use mais óleo se for necessário.

7. Comece agora a fazer movimentos de ativação nos ombros. Passe dos ombros para os braços e depois para os lados do corpo, como no método anterior. A diferença é que, neste caso, você deve derramar óleo sobre o corpo constantemente. Uma xícara de óleo para cada quarto do corpo é uma medida razoável. Mais óleo será necessário para as mãos e os pés. A frente do corpo deve ser muito bem esfregada. Comece de cima e vá até os pés, primeiro um lado e depois o outro.

8. Agora deite o paciente de bruços e faça a mesma coisa. Derrame óleo a ponto de ele escorrer para fora do corpo. Os movimentos devem ser rápidos o suficiente para você pegar o óleo e deixar a maior parte dele sobre o paciente (muito embora na Índia se deixe o óleo escorrer livremente).

9. Depois de massagear o paciente pelas costas à direita e à esquerda, deite-o novamente de costas e comece a massagear os tecidos profundos, ou senão somente repita a etapa 7.

10. Faça a massagem dos tecidos profundos ou simplesmente repita a etapa 8.

11. Como o chão é duro, a pessoa estará um pouco incomodada. Quem mais se deixa afetar por isso são os tipos vata, que não devem ficar na mesma posição por tanto tempo quanto os outros. Os tipos kapha são os mais resistentes; devem ficar por mais tempo numa posição desconfortável e a massagem deve atingir um nível mais profundo. Com os tipos vata, deve-se dedicar a mesma medida de tempo à massagem do corpo e à massagem das mãos e dos pés; com os tipos pitta, deve-se massagear mais o corpo; os tipos kapha precisam de pouquíssima massagem nas mãos e nos pés. Termine com a massagem das mãos e dos pés segundo a constituição do cliente.

12. Às vezes, é necessário massagear pó de ervas sobre os tipos kapha para impedir a congestão do corpo. Essa regra se aplica nos casos de obesidade, má circulação, baixa pressão sangüínea, retenção de água, fraqueza dos rins e letargia generalizada. Se for esse o caso do seu paciente, esfregue vigorosamente uma erva quente (dotada do poder de aquecer) sobre a pele dele para absorver os restos de óleo. Na verdade, esses clientes não devem receber este tratamento se não for pela indicação de um médico.

13. Deixe o paciente descansar por cinco minutos no chão e depois faça-o tomar um banho quente de chuveiro ou de banheira para tirar do corpo o excesso de óleo.

O Snehana não é recomendado para pessoas que sofrem de qualquer distúrbio congestivo (doenças de tipo kapha) ou cujo agni (poder digestivo) está baixo, pois diminui ainda mais a atividade digestiva. Deve ser feito sobretudo com pessoas saudáveis. Os muito fracos ou muito doentes, muito velhos ou muito novos, não devem receber este tipo de terapia. O paciente deve continuar numa dieta sátvica, leve, por duas semanas após o tratamento.

Técnicas de Automassagem

Abhyanga também é a automassagem que cada pessoa deve fazer diariamente. Para este tipo de tratamento, o óleo utilizado é geralmente o de gergelim. Neste contexto, Abhyanga é usado para manter o humor vata em equilíbrio, e por isso é prescrito normalmente às pessoas de prakruti vata. Entretanto, já constatei que cerca de 80 por cento dos meus clientes sofrem de algum tipo de desequilíbrio de vata. Por isso, sou de opinião que a maioria das pessoas pode obter algum benefício com a prática deste método. As pessoas de tipo kapha podem consultar o livro do Dr. Joshi sobre o Pancha Karma[1] para obter informações sobre outros métodos de conservação da saúde. Outra referência geral para todas as constituições é o livro do Dr. Frawley[2], que também fala sobre a dieta alimentar e o uso de plantas medicinais.

O óleo deve ser aplicado morno ou quente (sem queimar). Para tanto, pode-se pôr o frasco de óleo em água fervente (aquecer em banho-maria) ou junto a um aquecedor (no inverno, os que estiverem no Havaí poderão simplesmente deixá-lo no sol!).

1. Aplique óleo à sua cabeça, massageando o rosto, as orelhas e o pescoço. Massageie a base do crânio sem olear demais os cabelos.
2. Massageie os ombros e a parte inferior do pescoço. Esfregue o óleo na pele com movimentos firmes.
3. Esfregue o óleo nos braços com movimentos retos e firmes. Use movimentos circulares nas articulações.
4. Cubra a parte superior do corpo de óleo. Tome cuidado para não aplicar mais do que a pele pode absorver.

---

1. Joshi, Dr. Sunil V. *Ayurveda and Panchakarma*. Twin Lakes, WI: Lotus Press, 1996.
2. Frawley, Dr. David. *Ayurvedic Healing: A Comprehensive Guide*. Salt Lake City, UT: Passage Press, 1989.

5. Massageie as pernas e os joelhos. Massageie as solas dos pés.
6. Tome uma ducha ou um banho quente, deixando que o óleo penetre ainda mais fundo. Depois do banho, tire o excesso de óleo com uma toalha. Não use sabonete, pois ele elimina os óleos naturais do corpo.

Outro método: tome uma ducha quente e depois aplique pequenas quantidades de óleo de gergelim em todas as partes do corpo. Como os poros terão sido abertos pela água quente, o óleo poderá penetrar mais fundo. O óleo pode ficar sobre o corpo até ser absorvido. Este método não é tão eficaz quanto o outro, mas muitos hão de achá-lo mais prático.

A tradição recomenda que o óleo de gergelim seja curado, sendo aquecido até uma temperatura de cerca de 70ºC, sem ferver. Em tese, esse processo de cura faz com que o óleo seja absorvido mais facilmente. Eu mesmo não notei diferença nenhuma entre o óleo curado e o não-curado. Com efeito, constatei que o óleo de gergelim orgânico, extraído a frio, pode ser absorvido em cinco minutos se não for aplicado em quantidade excessiva. Talvez as diferenças se devam mais aos diversos tipos de óleo e de preparações de óleo. A taxa de absorção também varia de acordo com a constituição. Os óleos que encontro na França são diferentes dos encontrados nos Estados Unidos e em outros países, por isso cada qual deve fazer suas experiências. Se o óleo não estiver penetrando, use o método tradicional de "curá-lo". Mas tome cuidado para não aquecê-lo em demasia ou deixá-lo pegar fogo, pois o óleo é inflamável; cure-o somente em pequena quantidade.

A massagem cotidiana dos pés deve fazer parte da rotina de todas as pessoas. É uma massagem que ajuda a conservar a visão e a audição, acalma a mente, auxilia o sono, previne a dor ciática e promove a circulação sangüínea nas pernas. É um meio fácil de pacificar e conservar o vata dosha.

Exercício Prático de Tratamento dos Cinco Vayus

Este tipo de massagem também é uma forma de Abhyanga. Com ela, podem-se trabalhar as correntes prânicas que fluem naturalmente no corpo. É certo que todos os métodos descritos neste livro trabalham com os cinco vayus. Toda vez que você toca a parte inferior do corpo, do umbigo para baixo, está trabalhando diretamente sobre o apana vayu. Quando trabalha a região do umbigo, está mexendo diretamente com o samana vayu. Quando trabalha a região do peito, está trabalhando o prana vayu e o vyana vayu. Massageando a região da garganta, está tratando o udana vayu. E, por fim, quando massageia a cabeça está trabalhando diretamente sobre o prana vayu, que é o chefe dos cinco.

Por um lado, todos os tipos de massagem ou tratamento pelo toque das mãos relacionam-se principalmente com o vyana vayu, que controla a circulação e está ligado ao sistema nervoso e ao sentido do tato. Podemos dizer, sem medo de errar, que toda massagem é um tratamento do vyana vayu. Por outro lado, quase todos os desequilíbrios envolvem o apana vayu; sob este ponto de vista, pode-se dizer que todas as massagens agem diretamente sobre o apana. Vata, no estado de desequilíbrio, liga-se intimamente ao apana.

Quando trabalha com as correntes prânicas, você precisa ter algum grau de desenvolvimento ou consciência do seu próprio prana. Trata-se de um pré-requisito para o praticante. Você pode usar estes métodos sem ter desenvolvido o seu próprio prana, mas lhe digo que você não terá a menor idéia do que estiver acontecendo com seu cliente. Isso se evidencia pelos muitos sistemas de cura "energética" que existem por aí hoje em dia. Embora muitos deles sejam aceitáveis enquanto sistemas, é exíguo o número de praticantes que sabem exatamente o que estão fazendo. Estou falando aqui como um terapeuta, no contexto do Ayurveda e da doutrina ayurvédica sobre a anatomia sutil. A partir desse ponto de vista, é absolutamente necessário que o terapeuta estude corretamente antes de adotar um método novo. Esse estudo, essa preparação, resume-se na sua consciência interior do prana.

Isso se pode aprender pela prática. Não estou tentando desanimar ninguém nem exagerar as dificuldades de trabalhar diretamente com os cinco vayus. Minha intenção é simplesmente a de apresentar os métodos segundo a tradição e o correto modo de utilização. Os movimentos externos desses métodos não são difíceis; mas eles, por si sós, não constituem um trabalho sobre o prana.

O único meio eficaz para tratar diretamente o prana é não pensar, não ter nenhuma idéia preconcebida na mente. Os conceitos que você acalenta obstaculizam ou condicionam o prana que sai de você e flui para o cliente. Para fazer estes exercícios, o melhor é ter, antes, um certo grau de controle sobre a mente. Ou senão, como eu já disse, entrar em comunhão com os pranas e deixar que eles se manifestem por seu intermédio.

Muitos terapeutas da "nova era" recomendam que se deixe a energia "fluir" para o paciente. Muito bonito, mas é algo que só acontece quando a mente está imóvel, ou seja, quando não há movimento de pensamentos. Caso contrário, os pensamentos ficam sempre influenciando o prana e mudando-lhe a qualidade. O hábito de não pensar vai criando raízes aos poucos na alma, pelas práticas de meditação que não deixem a pessoa amarrada à tríade "sujeito da meditação / meditação / objeto da meditação". Quando existe esse grau de maturidade, o trabalho com os cinco vayus dá excelentes resultados e é agradável tanto para quem faz quanto para quem recebe. Depois de dar essa nota de advertência, aconselho a todos que experimentem estes métodos na prática e aprendam com a experiência. O prana revela-se aos humildes. Quando se revela, o trabalho se torna fácil.

Todas as etapas seguintes ficam facilitadas e são mais eficazes quando o terapeuta projeta conscientemente o prana para o paciente durante a massagem. Isso não é absolutamente necessário; é apenas mais eficaz do ponto de vista terapêutico.

1. Comece consigo mesmo. Relaxe e medite antes de seu cliente chegar.

2. Faça um diagnóstico. Se houver um desequilíbrio qualquer de vata, este tipo de tratamento é adequado.

3. Faça com que o cliente se deite confortavelmente.

4. O óleo de gergelim aquecido é o melhor para este tipo de tratamento. Misturado com ashwagandha e/ou cálamo, é melhor ainda.

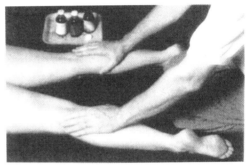

Figura 40

5. Comece por trabalhar o prana que geralmente subjaz às doenças — o apana vayu. Apana gosta de ir para todo lugar, menos para baixo, que é para onde deve ir. Comece pelos pés. Massageie-os muito bem com óleo aquecido, caminhando lentamente pelas pernas acima. Prefiro massagear uma perna de cada vez. Depois de massagear cada uma delas, massageie-as ambas ao mesmo tempo (Figura 40). Você está levando o apana de volta ao seu lar, que é o intestino grosso. Use óleo em quantidade suficiente para lubrificar bem o paciente. Empurre o apana suavemente de volta ao cólon com um toque sátvico e movimentos harmonizantes (que, neste caso, não são circulares). Quando você chegar à região do intestino grosso, use mais óleo e faça uma massagem circular, harmonizante, no sentido horário. Restrinja-se à região compreendida entre o púbis e o umbigo (Figura 41).

6. Vá agora para os ombros e faça movimentos compridos, suaves e harmonizantes na direção da região púbica, abaixo do umbigo. Use óleo em quantidade suficiente para lubrificar bem a pele; não o deixe esfriar. Com isso, o apana vai descer para o lugar que lhe cabe. Repita os movimentos umas quatro ou cinco vezes, ou até você sentir que apana desceu. Quando chegar à região do intestino, use mais óleo e repita a massagem circular e harmonizante, no sentido horário.

Snehana e Outros Métodos

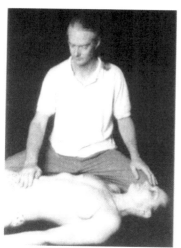
Figura 41

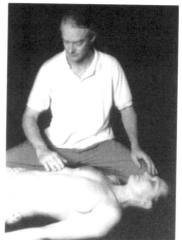
Figura 42

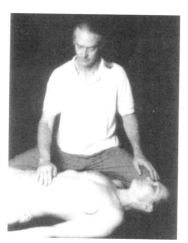
Figura 43

7. Agora trabalhe o samana vayu. Samana caminha sempre da periferia para o centro. Parta dos lados do corpo e faça movimentos na direção do umbigo, que é o lar de samana (Figura 42). Depois parta dos ombros e faça movimentos até o umbigo. Massageie então as pernas, partindo dos pés e chegando ao umbigo. Com isso, samana volta para casa, para a região umbilical. Faça agora uma massagem circular, no sentido horário, sobre o umbigo (Figura 43).

8. O vyana vayu se expande do centro do corpo para a periferia (a pele) e acumula-se nas articulações. Comece por fazer uma massagem circular e harmonizante sobre a região do coração (Figura 44). Quando você sentir que o vyana se acalmou, vá aumentando o diâmetro dos círculos até abarcar uma área tão grande quanto possível sobre o corpo (Figura 45). Passe então a massagear os membros com pequenos movimentos circulares. Massageie os quatro membros (Figura 46). Preste uma atenção toda especial às articulações. Use óleo em quantidade suficiente para deixar o corpo bem lubrificado.

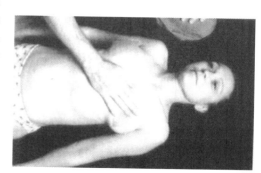
Figura 44

146 Os Segredos da Massagem Ayurvédica

9. Udana vayu vai sempre para cima e corresponde à inspiração do ar. Quando você trabalha o seu próprio prana, está desenvolvendo o seu udana. Comece com a técnica de "soltura do pescoço" que foi apresentada no Capítulo 10. Ela trabalha diretamente sobre o udana, harmonizando-o. Depois de massagear o pescoço dessa maneira, coloque uma das mãos (a esquerda) sobre o esterno e a outra (a direita) na base do crânio do paciente. Fique nessa posição durante cinco ciclos da sua respiração (Figura 47). Massageie então a base das clavículas com pequenos movimentos circulares no sentido horário para harmonizar udana (Figura 48).

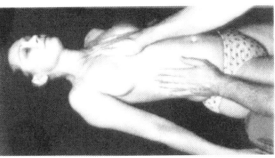

Figura 45

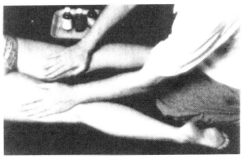

Figura 46

10. Para tratar o prana vayu, o melhor é massagear as têmporas e os marmas a elas associados; e depois a região do terceiro olho, no meio da testa. Use pequenos movimentos harmonizantes no sentido horário, com óleo (Figura 49). Coloque então uma das mãos sobre a testa e a outra sob a cabeça, na base do crânio (Figura 50). Permaneça nessa posição por cinco ciclos respiratórios. Tire a mão da testa e coloque-a na região do coração (Figura 51). Perma-

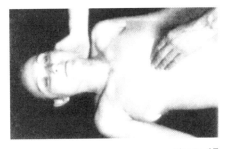

Figura 47

neça nessa posição por cinco ciclos de respiração ou até sentir que o prana vayu se harmonizou.

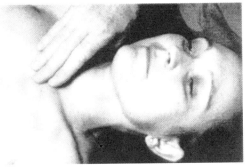

Figura 48

Snehana e Outros Métodos

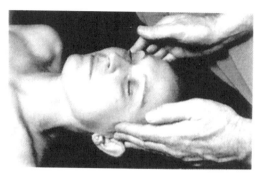

Figura 49

11. Ponha uma das mãos sobre a região de apana — entre o púbis e o umbigo — e a outra sobre o coração. Fique nessa posição por cinco ciclos respiratórios, ou até sentir que prana vayu e apana vayu se equilibraram.

Eis aí um método simples, que segue os movimentos naturais dos cinco vayus. Existem muitos outros métodos, mas eu dou preferência a este porque ele acompanha os movimentos que já existem no corpo — sendo, portanto, menos inoportuno e violento. Com a prática e o desenvolvimento da sensibilidade, você será capaz de sentir as correntes sutis. Se tiver sorte, o prana se revelará a você, e então sua vida e seu trabalho mudarão por completo.

A Prática da Massagem Sem Método

Depois de aprender e conhecer a fundo a anatomia sutil, a arte do diagnóstico, as propriedades terapêuticas dos óleos e ervas e a teoria do Ayurveda,

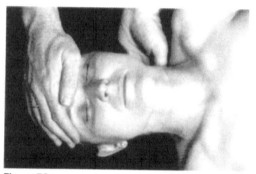

Figura 50

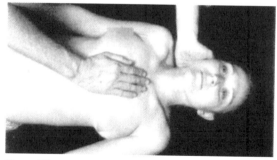

Figura 51

você pode se dar ao luxo de esquecer tudo isso. Quando essas coisas se tornarem parte de você, não lhe será necessário pensar nelas. Você poderá esquecê-las e trabalhar de maneira completamente intuitiva. Talvez esse seja o melhor de todos os métodos de massagem. Porém, muitas vezes o massagista quer começar por aí, em vez de terminar aí ao cabo de um longo processo.

O Ayurveda é tema de estudos para a vida inteira. Ayur significa vida. A vida não é algo fixo, algo que possa ser definitivamente conhecido. É por isso que você deve tomar por fundamento do seu trabalho um sistema terapêutico sólido. O Ayurveda é o mais abrangente sistema de cuidados com a saúde que existe no mundo inteiro. Faça dele o seu fundamento. Depois que esse fundamento estiver solidamente lançado, você poderá deixar que suas mãos o orientem no trabalho. Foi isso que o meu primeiro professor de massagem me ensinou. Não obstante, para que o trabalho intuitivo realmente desse frutos, tive de passar anos e anos aprendendo um sistema de medicina que lhe pudesse servir de fundamento. É claro que *eu mesmo* comecei da maneira errada.

Com os conhecimentos e a experiência milenar do Ayurveda, seu trabalho pode melhorar drasticamente. O tempo e o esforço que você gastar para aprender o Ayurveda hão de ser infinitamente recompensados na sua própria saúde e na qualidade do tratamento que dará a seus clientes. Dou-lhe esse conselho porque eu mesmo cometi esses erros. Tomei o caminho mais difícil e posso alertá-lo quanto aos seus possíveis perigos.

O melhor "método" para a prática da "massagem sem método" consiste em ter, antes de mais nada, uma base sólida de conhecimento do Ayurveda. Depois, o método consiste em não pensar durante as sessões. Isso significa não ter nenhuma idéia preconcebida sobre o trabalho ou o cliente. A isso se chama "estar presente". A sua presença é, de longe, o fator mais importante do trabalho de massagem. Se este livro servir somente para lhe transmitir esta idéia — esteja cem por cento presente ao trabalhar —, ele já terá atingido o seu objetivo. Essa "presença" é o florescer do Ayurveda e da sua própria criatividade intuitiva. As artes da cura constituem um belo canal de manifestação da criatividade. Aliás, é esse ponto — ou a falta dele — que faz a tragédia do sistema medicinal ocidental moderno.

E é por isso também que o Ayurveda está voltando a ser conhecido e praticado, é por isso que sobreviveu por milhares e milhares de anos — porque permite e encoraja a expressão da criatividade individual do terapeuta. Nos últimos séculos, foi a atitude diametralmente oposta que prevaleceu na medicina ocidental. Prevaleceu a tal ponto que os médicos chegam a ser perseguidos pelos seus próprios colegas quando são criativos e inovadores. A imensa maioria dos médicos ocidentais não se faz presente ao lado dos clientes, e os clientes sabem disso. Esses médicos são iguais a máquinas. Essa atitude chegou até a manifestar-se, vez por outra, entre os massagistas. Felizmente, trata-se de uma tendência que está começando a mudar. O Ayurveda tem agora a oportunidade de transformar-se no sistema lógico, abrangente e flexível que vai permitir o acontecimento de uma verdadeira renascença da medicina no mundo. Aproveite você também essa oportunidade, para o seu bem e o dos seus pacientes.

Todas as formas modernas de massagem têm o objetivo de deixar que as mãos do terapeuta trabalhem por si e a sua consciência profunda comande a sessão. O segredo para que essa capacidade se manifeste está na mente e no seu progresso enquanto pessoa. A chave desse processo é o prana. É por isso que apresentei tantas informações sobre o prana. Quando você adquirir bastante experiência e conhecimento do sistema ayurvédico, poderá, pela comunhão com os pranas, deixar que eles mesmos trabalhem por você. Com isso poderá manifestar-se essa qualidade maior da cura, que podemos chamar de amor.

Apêndice 1
Os Marmas

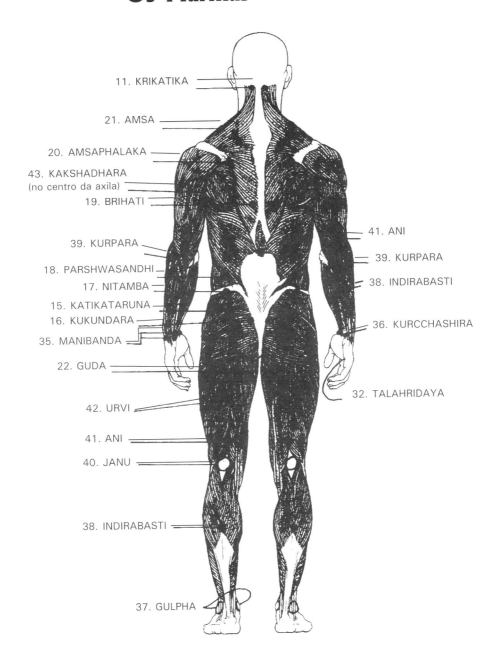

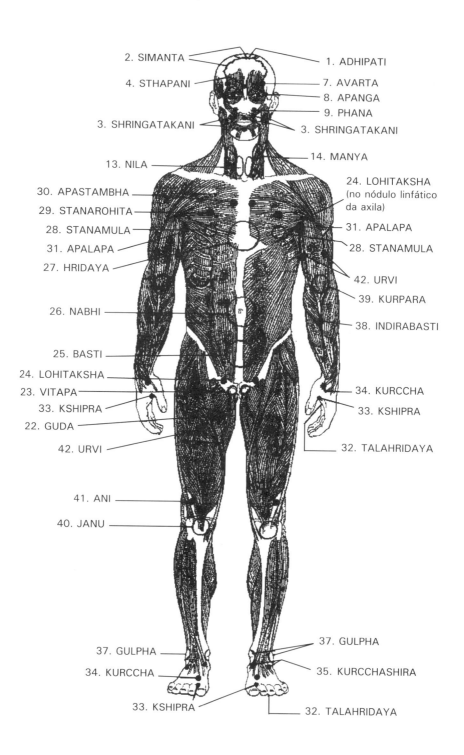

Os Segredos da Massagem Ayurvédica

Apêndice 2
Bibliografia

Astanga Hrdayam, Vols. I-III. Trad. do Prof. K. R. Srikantha Murthy. Varanasi, Índia: Krishnadas Academy, 3ª. ed., 1996.

Atreya. *Practical Ayurveda: Secrets os Physical, Sexual & Spiritual Health*. York Beach, ME: Samuel Weiser, 1998.

_____. *Prana: The Secret of Yogic Healing*. York Beach, ME: Samuel Weiser, 1996. [*Prana: O segredo da cura pela yoga*, publicado pela Editora Pensamento, São Paulo, 1998.]

Clifford, Terry. *Tibetan Buddhist Medicine and Psychiatry*. York Beach, ME: Samuel Weiser, 1984.

Dash, Dr. Bhagwan, e Sharma, Dr. R. K. *Caraka Samhita*. Varanasi, Índia: Chowkamba Series Office, 1992. 3 Vols.

Dash, Dr. Bhagwan. *Massage Therapy in Ayurveda*. Nova Delhi: Concept Publishing Co., 1992.

_____. *Five Specialised Therapies of Ayurveda*. Nova Delhi: Concept Publishing Co., 1992.

_____. *Ayurvedic Cures for Common Diseases*. Nova Delhi: Concept Publishing Co.,1993, 4ª. ed.

_____. *Madanapala's Nighantu — Materia Medica*. Nova Delhi: B. Jain Publishers, 1991.

_____. *Ayurveda Saukhyam of Todarananda — Materia Medica*. Nova Delhi: Concept Publishing Co., 1980.

Devaraj, Dr. T. L. *Speaking of: Ayurvedic Remedies for Common Diseases*. Nova Delhi: Sterling Publishers, 1985.

Eight Upanishads, Vols. I-II. Trad. de Swami Gambhirananda. Calcutá: Advaita Ashrama, 1992.

Frawley. Dr. David. *Ayurvedic Healing: A Comprehensive Guide*. Salt Lake City, UT: Passage Press, 1989.

_____. *Tantric Yoga and the Wisdom Goddesses*. Salt Lake City, UT: Passage Press, 1994.

_____. *Ayurveda and the Mind: The Healing of Consciousness*. Twin Lakes, WI: Lotus Press, 1997.

_____. *Astrology of the Seers*. Salt Lake City, UT: Passage Press, 1990.

_____. *Gods, Sages, and Kings: Vedic Secrets of Ancient Civilization*. Salt Lake City, UT: Passage Press, 1991.

_____, e Lad, Dr. Vasant. *The Yoga of Herbs*. Twin Lakes, WI: Lotus Press, 1986.

Heyn, Birgit. *Ayurvedic Medicine: The Gentle Strength of Indian Healing*. Nova Delhi: Indus-HarperCollins India, 1992.

Johari, Rarish. *Ayurvedic Massage*. Rochester, VT: Healing Arts Press, 1996.

Joshi, Dr. Sunil V. *Ayurveda and Panchakarma*. Twin Lakes, WI: Lotus Press, 1996.

Lad, Dr. Vasant. *Ayurveda: The Science of Self-Healing*. Twin Lakes, WI: Lotus Press, 1984.

_____. *Secrets of the Pulse*. Albuquerque, NM: The Ayurvedic Institute, 1996.

_____, e Frawley, Dr. David. *The Yoga of Herbs*. Twin Lakes, WI: Lotus Press, 1986.

_____, e Lad, Usha, *Ayurvedic Cooking for Self-Healing*. Twin Lakes, WI: Lotus Press, 1994.

Miller, Dra. Light e Dr. Bryan. *Ayurveda and Aromatherapy*. Twin Lakes, WI: Lotus Press, 1995.

Morningstar, Amadea. *The Ayurvedic Cookbook*. Twin Lakes, WI: Lotus Press, 1990.

_____. *Ayurvedic Cooking for Westerners*. Twin Lakes, WI: Lotus Press, 1994.

Nisargadatta, Maharaj. *I Am That*. Bombaim: Chetana Ltd., 1991.

_____. *Prior to Consciousness*. Durham, NC: Acorn Press, 1985.

_____. *Seeds of Consciousness*. Durham, NC: Acorn Press, 1990.

_____. *Consciousness and the Absolute*. Durham, NC: Acorn Press, 1994.

Pancadasi. Vidyaranya Swami. Madras: Ramakrishna Math, 1987.

Poonja, Sri H. W. L. *The Truth Is*. San Anselmo, CA: Vidya Sagar Publications, 1998.

_____. *Wake Up and Roar*, Vols. I-II. Kula, Maui, Havaí: Pacific Center Pub, 1992.

_____. *Papaji*. Org. de David Godman. Boulder, CO: Avadhuta Foundation, 1993.

Ranade, Dr. Subhash. *Natural Healing Through Ayurveda*. Salt Lake City, UT: Passage Press, 1993.

Ramana Maharshi. *Be As You Are*. Org. de David Godman. Nova Delhi: Penguin Books India, 1992.

_____. *Talks with Sri Ramana Maharshi*. Trad. de Swami Ramananda. Tiruvannamalai, Índia: Sri Ramanasramam, 1984.

Ramanananda, Swami, trad. *Advaita Bodha Deepika*. Tiruvannamalai: Sri Ramanasramam, 1990.

_____, trad. *Tripura Rahasya*. Tiruvannamalai: Sri Ramanasramam, 1989.

Ros, Dr. Frank. *The Lost Secrets of Ayurvedic Acupuncture*. Twin Lakes, WI: Lotus Press, 1994.

Sachs, Melanie. *Ayurvedic Beauty Care*. Twin Lakes, WI: Lotus Press, 1994.

Sharma, Dr. Priya Vrat. *Sodasangahrdayam — Essentials of Ayurveda*. Delhi: Motilal Banarsidass Publishers, 1993.

Svoboda, Dr. Robert. *Prakruti: Your Ayurvedic Constitution*. Albuquerque, NM: Geocom Ltd., 1989.

_____. *Ayurveda: Life, Health and Longevity*. Nova Delhi: Penguin Books India, 1993.

_____. *Aghora: At the Left Hand of God*. Albuquerque, NM: Brotherhood of Life Publishing, 1986.

_____. *Aghora II; Kundalini*. Albuquerque, NM: Brotherhood of Life Publishing, 1993.

_____. *Aghora III: The Law of Karma*. Albuquerque, NM: Brotherhood of Life Publishing, 1997.

Tierra, Michael. *Planetary Herbology*. Twin Lakes, WI: Lotus Press, 1988.

_____. *The Way of Herbs*. Nova York: Pocket Books, 1980.

Tiwari, Maya. *Ayurveda: Secrets of Healing*. Twin Lakes, WI: Lotus Press, 1995.

Vanhowten, Donald. *Ayurveda & Life Impressions Bodywork*. Twin Lakes, WI: Lotus Press, 1997.

Yoga Vasistha, "The Supreme Yoga", Vols. I-II. Trad. De Swami Venkatesananda. Shivanandanagar, Uttar Pradesh, Índia: Divine Life Society, 1991.

Apêndice 3
Glossário

Abhyanga: massagem terapêutica ou cotidiana.

Afrodisíaco: qualquer substância que promova a saúde dos órgãos reprodutores.

Agni: o primeiro dos três princípios cósmicos; deus do fogo; fogo digestivo.

Alopatia: medicina ocidental, medicina moderna.

Apana prana: um dos cinco pranas; o prana que controla toda evacuação, chamado de sopro descendente; reside no baixo abdômen.

Ashram: lugar dedicado ao progresso espiritual (embora raramente o seja de fato!).

Astanga Hrdayam: um dos três textos mais antigos da medicina ayurvédica.

Atma: Deus ou a Consciência no sentido individualizado, o Princípio Supremo sob o aspecto microcósmico.

Ayurveda: o sistema de medicina mais antigo do mundo, um sistema holístico desenvolvido pelos mesmos sábios que criaram os sistemas de Yoga; a parte dos Vedas que trata da saúde do corpo; a ciência da vida.

Brahma: a Consciência no sentido absoluto; um dos três aspectos da Consciência Suprema, o aspecto criador ou criativo; o fundador do Ayurveda sob a forma de um deus.

Brahmacharya: o estado de quem repousa em Brahma, na realidade não-manifesta.

Brahman: termo usado para designar aquilo que é impossível nomear; muitas vezes é chamado somente de Ser-Consciência-Felicidade, ou *sat-chit-ananda*; o Si Mesmo.

Brâmane: a casta letrada da sociedade védica; os sacerdotes.

Brimhana: terapias de fortalecimento no Ayurveda.

Caraka Samhita: o texto mais antigo do Ayurveda; um dos três textos antigos da medicina ayurvédica.

Chi: a palavra chinesa que designa o prana.

Chit: Consciência.

Cinco elementos: os cinco estados da existência material: massa, liquidez, transformação, movimento e o campo em que tudo isso se dá. Também chamados: terra, água, fogo, ar e éter.

Cinco estados da matéria: o que se costuma chamar de os Cinco Elementos.

Consciência: neste livro, o Substrato ou a Origem de toda a manifestação.

Constituição: a proporção única da mistura dos três humores num indivíduo.

Cura prânica: método terapêutico de harmonização direta dos pranas.

Dhatu: tecido; segundo o Ayurveda, existem sete níveis de tecido no corpo humano: plasma, sangue, músculos, gordura, ossos, medula óssea e tecido nervoso e fluidos reprodutores.

Dieta sátvica: uma dieta que promove e reforça o guna sattva; alimentos nutritivos e muito suaves como o leite, o arroz *basmati*, lentilhas e frutas.

Dosha: no sânscrito, "humor"; literalmente, "mácula", ou seja, aquilo que vai inevitavelmente se desequilibrar.

Força Vital: uma outra maneira de designar o prana, especialmente os cinco pranas que agem no corpo.

Ghee ou Ghrta: manteiga que passou por um processo de cozimento para ficar livre da deterioração; usada na cozinha e como veículo para remédios feitos de plantas medicinais.

Guna: qualidade, atributo da inteligência. Os gunas são três: sattva, rajas e tamas. Na medicina, a palavra designa a qualidade de uma erva ou substância — por exemplo, oleosa, escorregadia, seca, etc.

Guru: literalmente, aquele que dissipa a ignorância; aquele que conhece o substrato ou a origem da criação; mestre; "pesado".

Humor: um conceito singular que resume em si várias funções do corpo; as forças que equilibram os cinco elementos no corpo. Os humores são três: vata (vento), pitta (fogo) e kapha (água). Existe um quarto humor, chamado "bom humor", que está em falta nas pessoas — é uma coisa que vale a pena desenvolver.

Impressão latente: Ver Impressões energéticas.

Impressões energéticas: na língua sânscrita existem duas palavras que as designam: vasanas e samskaras. São respectivamente as impressões latentes ou subconscientes, guardadas, e as impressões mentais atuais. Essas impressões se acumulam no corpo sutil. Segundo a Yoga, são elas que nos levam a ter de nascer de novo em outra existência, a menos que sejam trazidas à consciência. Essas impressões, junto com o prana, criam aquilo que chamamos de mente.

Investigação: o método que busca encontrar a origem dos pensamentos e/ou do prana. Pergunta: "Quem sou eu?" Ver os livros de Ramana Maharshi e Sri H. W. L. Poonjaji.

Kapha: um dos três humores; controla os elementos água e terra.

Karma: ação; a lei cósmica que determina que cada ação tenha a sua reação; não existe "bom karma" ou "mau karma". Na medicina, é a ação genérica de uma planta ou substância medicinal sobre o corpo humano.

Ki: em japonês, a palavra que significa prana.

Kundalini: o prana primordial que permanece adormecido no corpo até que seja ativado por práticas especiais. NOTA: essas práticas são extremamente perigosas, a menos que o praticante seja supervisionado por um mestre qualificado.

Langhana: terapias de redução no Ayurveda.

Mantra: a ciência do som; pelo uso dos sons corretos, os cinco pranas — e portanto a mente — podem ser harmonizados.

Marma: um ponto sensível do corpo que estimula o fluxo do prana; os pontos de acupressura e acupuntura do Ayurveda.

Maya: a ilusão de que o universo existe separado de Deus.

Mente: os pensamentos que passam pela consciência e dão a ilusão de continuidade do eu individual; a combinação do prana e dos vasanas.

Meridianos: os canais de prana no corpo; chamados de nadis na yoga.

Nadi: ver Meridianos.

"Não-Mente": a ausência de movimento dos pensamentos; a consciência aberta. Este estado não deve ser confundido com o Absoluto, pois nele o indivíduo ainda existe; pode ser necessário entrar neste estado muitas e muitas vezes para que o indivíduo se dissolva na consciência pura.

Ojas: a essência do alimento; a base do sistema imunológico. Nós nascemos com oito gotas de ojas no chakra do coração; se essa quantidade diminuir, morreremos. Existe um ojas secundário que é o resultado dos elementos de todos os tecidos; pode variar em quantidade, mas, quando é pouco, ficamos doentes. (Referência: *Caraka Samhita*, Vol. I, p. 594.)

Pancha Karma: as Cinco Ações; cinco terapias de redução no Ayurveda.

Pitta: um dos três humores; controla os elementos fogo e água.

Prakruti ou prakriti: a energia dinâmica da consciência; constituição natal; natureza.

Prana: pra = antes, ana = sopro; a força vital; vayu; Qi, Ki, Chi. Nasce do substrato da consciência pura com inteligência (agni) e amor (soma); juntos eles criam a consciência individualizada. No corpo humano existem cinco pranas principais: prana, apana, samana, udana e vyana. Nascem do prana cósmico e do guna rajas. Prana também é o nome específico do principal dentre os cinco pranas do corpo, chamado de sopro exteriorizante, que reside na cabeça e no coração.

Pranayama: método de controle da respiração usado para controlar a mente e o prana e, portanto, a saúde física e mental. Só deve ser praticado sob a orientação de um mestre qualificado.

Prarabdha: o karma residual decorrente das ações passadas; o karma associado à manifestação do corpo/mente — ou seja, enquanto você tem um corpo, o prarabdha continua.

Purusha: o aspecto não-manifesto da consciência; o Vazio.

Qi: mais um nome do prana.

Rajas: um dos três gunas: ação, movimento, brilho, energia, agressividade, irritação, conquista e emoções fortes.

Rama: discípulo de Vasistha, que recebe os ensinamentos desse mestre no *Yoga Vasistha*; um dos avatares ou manifestações de Vishnu, a força de preservação do universo; o herói da epopéia *Ramayana*; encarnação da consciência pura.

Sabor: o princípio da ação terapêutica de qualquer substância no corpo.

Samana prana: um dos cinco pranas do corpo; é o prana igualante que reside na região do umbigo.

Samsara: a idéia de que nós somos separados de Deus; o sofrimento, a ilusão.

Samskaras: impressões energéticas inatas; ver Impressões energéticas.

Sattva: um dos três gunas: pureza, paz, calma, beleza, felicidade, a mente silenciosa e obediente, emoções estáveis.

Shakti: o prana cósmico.

Shiva: consciência pura; um dos três aspectos da Consciência, o destruidor ou transformador.

Siddhi: poder paranormal.

Si Mesmo: outro nome da consciência pura; é o *atman*, a verdadeira natureza íntima de todos os seres; também chamado Brahman, ou seja, o substrato de todas as dualidades — de toda a criação; é a nossa verdadeira natureza, donde o seu nome — "si mesmo".

Snehana: a massagem com óleo no contexto da terapia de oleação; usa-se em geral como preparativo para o Pancha Karma.

Soma: néctar; a essência mais sutil de ojas e kapha; o deus Soma significa o amor, a unidade.

Srotas: no sistema ayurvédico, os canais que conduzem substâncias como o ar, o sangue e os pensamentos.

Substrato: a mesma coisa que o Absoluto, a Consciência Pura, o Amor, Brahman, Atman, o Si Mesmo, a Origem.

Sushruta Samhita: um dos três textos antigos da medicina ayurvédica.

Tamas: um dos três gunas: inércia, obtusidade, depressão, vazio, estupidez, preguiça, desespero, emoções autodestrutivas.

Tantra: um caminho que aceita todos os aspectos do mundo físico, na crença de que todas as coisas vêm de Deus e a Ele conduzem; muitas vezes, é confundido com a prática desregrada do sexo.

Tejas ("luminosidade, clarão"): a forma sutil de pitta; o poder de discernimento da mente.

Trikutu: uma famosa fórmula ayurvédica que estimula agni e a digestão; muito boa para kapha.

Triphala: famosa fórmula ayurvédica para o rejuvenescimento do corpo, promoção da digestão e harmonização dos órgãos digestivos.

Udana prana: um dos cinco pranas do corpo, chamado respiração ascendente, sediado na garganta; a kundalini yoga cultiva este prana, pois dele procedem todos os poderes paranormais.

Vakruti: a constituição do momento, aquela que recobre prakruti.

Vasanas: impressões energéticas latentes; ver Impressões energéticas.

Vasistha: o maior sábio dos Vedas; um dos sete videntes (*rishis*) imortais; a originador da cadeia de conhecimento que culminou no *Yoga Vasistha*.

Vata: um dos três humores; controla o vento (ar) e o éter.

Vayu: o deus do vento; outro nome de Vata; outro nome de prana.

Vedas: literalmente, o termo *veda* significa conhecimento ou sabedoria, mas é usado para designar o Livro do Conhecimento, o livro mais antigo do mundo; os Vedas são em número de quatro.

Vipaka: o efeito de uma erva ou substância a longo prazo.

Virya: a potência (quente ou fria) de uma erva ou substância.

Vishnu: a consciência como puro amor; o aspecto da Consciência Suprema que protege e preserva o mundo. O deus Vishnu tem dez manifestações (*avatara*) principais, uma das quais ainda não veio; as duas mais famosas são Rama e Krishna.

Vyana prana: um dos cinco pranas do corpo, chamado sopro igualante; unifica todos os outros pranas e dá unidade ao corpo; difunde-se pelo corpo inteiro.

Yantra: um som ou uma sílaba transformados numa forma geométrica, geralmente trabalhada em pedra ou numa placa de metal.

Yoga: União. Aquilo que leva o ser de volta à Fonte original; no geral, o termo designa, além do Fim do caminho, também o próprio caminho ou a prática que leva à união com Deus; seu sentido não se restringe à hatha-yoga ou à prática de ásanas (posturas corporais).

Apêndice 4
Glossário de Plantas Medicinais

Lista Alfabética Pelos Nomes Latinos

Latim	Nome Indiano	Português
Acora calamus	Vacha	Cálamo
Aegle marmelos	Bilva	não há
Asafoetida	Hing	Assafétida
Asparagus adscendens	Safed Mushali	Aspargo Branco
Asparagus racemosus	Shatavri	Aspargo
Asphaltum	Shilajit	Betume natural
Azadiracta indica	Neem	♦♦♦
Bambusa arundinacia	Vamsha Rochana	Resina do Bambu
Berberis arista	Daru Haldi	♦♦♦
Boerhaavia diffusa	Punarnava	♦♦♦
Brassica alba	Svetasarisha	Mostarda Branca
Caryophyllus aromaticus	Lavanga	Cravo
Cinnamomum zeylanicum	Dalchini	Canela
Cinnamomum iners	Tejpatra	Tamala
Cocus nucifera	Tranaraj	Coco
Convolvolos pluricaulis	Shankpushpi	♦♦♦
Commiphora mukul	Guggulu	♦♦♦
Coriandrum sativum	Dhanyaka	Coentro
Crocus sativus	Kesar	Açafrão
Cumimum cyminum	Safed Jerra	Cominho Branco
Curcuma longa	Haldi	Açafrão-da-Índia, Cúrcuma
Cyperus rotundus	Musta	♦♦♦
Eclipta alba	Bhringraj	♦♦♦
Ellataria cardamomum	Elacihi	Cardamomo
Emblica officinalis	Amalaki	Groselha-da-Índia
Embelia ribes	Vidanga	♦♦♦
Foeniculum vulgare	Bari Saunf	Funcho
Glycyrrhiza glabra	Mulethi	Alcaçuz
Helianthus annuus	Arkakantha	Girassol
Hemidesmus indicus	Anantmool	Salsaparrilha-Indiana

Hydrocotyle asiatica	Brahmi	Cola de Gotu
Mucuna pruriens	Kaunch	Mucuna
Myristica fragrans	Jaiphal	Noz-Moscada
Nardostachys jatamansi	Jatamansi	Nardo-Índico
Nelumbo Nucifera	Kamal Bees	Sementes de Lótus
Nigella sativa	Kali Jerra	Cominho-Preto
Ocimum sanctum	Tulsi	Manjericão-Santo
Olea europaea	não há	Oliveira
Picrorrhiza kurroa	Kutki	Raiz Amarga
Piper longum	Pippli	Pimenta-Longa
Piper nigrum	Kalimirch	Pimenta-do-Reino
Plumbago zeylanica	Chitrak	Erva-de-Chumbo do Ceilão
Polygonatum officinalis	Meda	Selo-de-Salomão
Pterocarpus santalinus	Rakta Chandana	Sândalo-Vermelho
Prunus amygdalus	Badam	Amendoeira
Ricinus communis	Eranda	Rícino
Rubia cordifolia	Manjishta	Garança-da-Índia
Santalum alba	Chandana	Sândalo
Sesamum indicum	Tila	Gergelim
Sida cordifolia	Bala	Malva-do-Campo
Solanum indicum	Brihati	não há
Swertia chirata	Chiraita	Genciana-da-Índia
Terminalia belerica	Bibhitaki	Mirobálano
Terminalia chebula	Haritaki	Mirobálano Afegão
Tinispora cordifolia	Guduchi	Amrita
Tribulis terrestris	Gokshura	Tríbulo
Valeriana wallichi	Thagara	Valeriana-da-Índia
Withania somnifera	Ashwagandha	não há
Zingiber officinale	Sunthi	Gengibre
Zea mays	Yavanala	Milho

Lista Alfabética Pelos Nomes Indianos

Emblica officinalis	Amalaki	Groselha-da-Índia
Hemidesmus indicus	Anantmool	Salsaparrilha-Indiana
Helianthus annuus	Arkakantha	Girassol
Withania somnifera	Ashwagandha	não há
Prunus amygdalus	Badam	Amendoeira
Foeniculum vulgare	Bari Saunf	Funcho
Sida cordifolia	Bala	Malva-do-Campo

Eclipta alba	Bhringraj	♦♦♦
Terminalia belerica	Bibhitaki	Mirobálano
Aegle marmelos	Bilva	não há
Hydrocotyle asiatica	Brahmi	Cola de Gotu
Solanum indicum	Brihati	não há
Plumbago zeylanica	Chitrak	Erva-de-Chumbo do Ceilão
Santalum alba	Chandana	Sândalo
Swertia chirata	Chiraita	Genciana-da-Índia
Cinnamomum zeylanicum	Dalchini	Canela
Berberis arista	Daru Haldi	♦♦♦
Coriandrum sativum	Dhanyaka	Coentro
Ellataria cardamomum	Elacihi	Cardamomo
Ricinus communis	Eranda	Rícino
Tribulis terrestris	Gokshura	Tríbulo
Commiphora mukul	Guggulu	♦♦♦
Tinispora cordifolia	Guduchi	Amrita
Curcuma longa	Haldi	Açafrão-da-Índia, Cúrcuma
Terminalia chebula	Haritaki	Mirobálano Afegão
Asafoetida	Hing	Assafétida
Myristica fragrans	Jaiphal	Noz-Moscada
Nardostachys jatamansi	Jatamansi	Nardo-Índico
Nelumbo Nucifera	Kamal Bees	Sementes de Lótus
Nigella sativa	Kali Jerra	Cominho-Preto
Piper nigrum	Kalimirch	Pimenta-do-Reino
Mucuna pruriens	Kaunch	Mucuna
Crocus sativus	Kesar	Açafrão
Picrorrhiza kurroa	Kutki	Raiz Amarga
Caryophyllus aromaticus	Lavanga	Cravo
Rubia cordifolia	Manjishta	Garança-da-Índia
Polygonatum officinalis	Meda	Selo-de-Salomão
Cyperus rotundus	Musta	♦♦♦
Glycyrrhiza glabra	Mulethi	Alcaçuz
Azadiracta indica	Neem	♦♦♦
Piper longum	Pippli	Pimenta-Longa
Boerhaavia diffusa	Punarnava	♦♦♦
Pterocarpus santalinus	Rakta Chandana	Sândalo-Vermelho
Asparagus adscendens	Safed Mushali	Aspargo Branco
Cumimum cyminum	Safed Jerra	Cominho Branco
Asparagus racemosus	Shatavri	Aspargo

Apêndice 4 — Glossário de Plantas Medicinais

Asphaltum	Shilajit	Betume natural
Convolvolos pluricaulis	Shankpushpi	♦♦♦
Zingiber officinale	Sunthi	Gengibre
Brassica alba	Svetasarisha	Mostarda Branca
Cinnamomum iners	Tejpatra	Tamala
Valeriana wallichi	Thagara	Valeriana-da-Índia
Sesamum indicum	Tila	Gergelim
Cocus nucifera	Tranaraj	Coco
Ocimum sanctum	Tulsi	Manjericão-Santo
Acora calamus	Vacha	Cálamo
Bambusa arundinacia	Vamsha Rochana	Resina do Bambu
Embelia ribes	Vidanga	♦♦♦
Zea mays	Yavanala	Milho

Lista Alfabética Pelos Nomes em Português

Crocus sativus	Kesar	Açafrão
Curcuma longa	Haldi	Açafrão-da-Índia, Cúrcuma
Glycyrrhiza glabra	Mulethi	Alcaçuz
Prunus amygdalus	Badam	Amendoeira
Tinispora cordifolia	Guduchi	Amrita
Asparagus racemosus	Shatavri	Aspargo
Asparagus adscendens	Safed Mushali	Aspargo Branco
Asafoetida	Hing	Assafétida
Asphaltum	Shilajit	Betume natural
Acora calamus	Vacha	Cálamo
Cinnamomum zeylanicum	Dalchini	Canela
Ellataria cardamomum	Elacihi	Cardamomo
Cocus nucifera	Tranaraj	Coco
Coriandrum sativum	Dhanyaka	Coentro
Hydrocotyle asiatica	Brahmi	Cola de Gotu
Cumimum cyminum	Safed Jerra	Cominho Branco
Nigella sativa	Kali Jerra	Cominho-Preto
Caryophyllus aromaticus	Lavanga	Cravo
Plumbago zeylanica	Chitrak	Erva-de-Chumbo do Ceilão
Foeniculum vulgare	Bari Saunf	Funcho
Rubia cordifolia	Manjishta	Garança-da-Índia
Swertia chirata	Chiraita	Genciana-da-Índia
Zingiber officinale	Sunthi	Gengibre

Sesamum indicum	Tila	Gergelim
Helianthus annuus	Arkakantha	Girassol
Emblica officinalis	Amalaki	Groselha-da-Índia
Sida cordifolia	Bala	Malva-do-Campo
Ocimum sanctum	Tulsi	Manjericão-Santo
Zea mays	Yavanala	Milho
Terminalia belerica	Bibhitaki	Mirobálano
Terminalia chebula	Haritaki	Mirobálano Afegão
Brassica alba	Svetasarisha	Mostarda Branca
Mucuna pruriens	Kaunch	Mucuna
Nardostachys jatamansi	Jatamansi	Nardo-Índico
Myristica fragrans	Jaiphal	Noz-Moscada
Piper longum	Pippli	Pimenta-Longa
Piper nigrum	Kalimirch	Pimenta-do-Reino
Picrorrhiza kurroa	Kutki	Raiz Amarga
Bambusa arundinacia	Vamsha Rochana	Resina do Bambu
Ricinus communis	Eranda	Rícino
Hemidesmus indicus	Anantmool	Salsaparrilha-Indiana
Santalum alba	Chandana	Sândalo
Pterocarpus santalinus	Rakta Chandana	Sândalo-Vermelho
Polygonatum officinalis	Meda	Selo-de-Salomão
Nelumbo Nucifera	Kamal Bees	Sementes de Lótus
Cinnamomum iners	Tejpatra	Tamala
Tribulis terrestris	Gokshura	Tríbulo
Valeriana wallichi	Thagara	Valeriana-da-Índia
Aegle marmelos	Bilva	♦♦♦
Azadiracta indica	Neem	♦♦♦
Berberis arista	Daru Haldi	♦♦♦
Boerhaavia diffusa	Punarnava	♦♦♦
Commiphora mukul	Guggulu	♦♦♦
Convolvolos pluricaulis	Shankpushpi	♦♦♦
Cyperus rotundus	Musta	♦♦♦
Eclipta alba	Bhringraj	♦♦♦
Solanum indicum	Brihati	♦♦♦
Withania somnifera	Ashwagandha	♦♦♦

Apêndice 4 — Glossário de Plantas Medicinais

Impresso por :

gráfica e editora
Tel.:11 2769-9056